U0297273

疑难杂症效验秘方系列

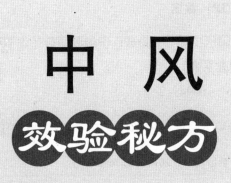

中风

效验秘方

总主编　张光荣

主　编　吴国庆

中国医药科技出版社

内 容 提 要

本书精选中风验方数百首，既有古今中医名家经验方，又有民间效验方。每首验方适应证明确，针对性强，疗效确切，患者可对症找到适合自己的中医处方。全书内容丰富，通俗易懂，是家庭求医问药的必备参考书。

图书在版编目（CIP）数据

中风效验秘方/吴国庆主编．—北京：中国医药科技出版社，2014.1
（疑难杂症效验秘方系列）
ISBN 978 – 7 – 5067 – 6474 – 2

Ⅰ. ①中…　　Ⅱ. ①吴…　　Ⅲ. ①中风 – 验方 – 汇编　　Ⅳ. ①R289.5

中国版本图书馆 CIP 数据核字（2013）第 269064 号

美术编辑　陈君杞
版式设计　郭小平

出版　中国医药科技出版社
地址　北京市海淀区文慧园北路甲 22 号
邮编　100082
电话　发行：010 – 62227427　邮购：010 – 62236938
网址　www. cmstp. com
规格　710×1020 mm $\frac{1}{16}$
印张　10 $\frac{1}{2}$
字数　132 千字
版次　2014 年 1 月第 1 版
印次　2024 年 7 月第 3 次印刷
印刷　北京印刷集团有限责任公司
经销　全国各地新华书店
书号　ISBN 978 – 7 – 5067 – 6474 – 2
定价　**22. 00 元**

本社图书如存在印装质量问题请与本社联系调换

《中风效验秘方》

编委会

主　编　吴国庆
副主编　宋卫国
编　委　范　伟　胡　路　马　千
　　　　薛　松　朱　慧　黄　玲

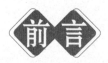

前言

昔贤谓"人之所病，病病多，医之所病，病方少"，即大众所痛苦的是病痛多，医者所痛苦的是药方少。然当今之人所病，病病更多；当今之医所病，不是病方少，而是病效方少。故有"千金易得，一效难求"之憾。

《内经》云："言病不可治者，未得其术也"。"有是病，必有是药（方）"，所以对一些疑难杂症，一旦选对了方、用对了药，往往峰回路转，出现奇迹。

本套"疑难杂症效验秘方系列"包括肺病、肝胆病、肾病、高血压、中风、痛风、关节炎、肿瘤、甲状腺病、妇科疾病、不孕不育、男科疾病、骨关节疾病、脱发、皮肤病等，共计15个分册。每分册精选古今文献中效方验方数百首，既有中药内服方，又有针灸、贴敷等外治方。每首验方适应证明确，针对性强，疗效确切，患者可对症找到适合自己的中医处方，是家庭求医问药的必备参考书。

需要说明的是，原方中有些药物，按现代药理学研究结果是有毒副作用的，如川乌、草乌、天仙子、黄药子、雷公藤、青木香、马兜铃、生半夏、生南星、木通、商陆、牵牛子，等等，这些药物尤其是大剂量、长时间使用易发生中毒反应。故在选定某一验方之后，使用之前，请教一下专业人士是有必要的！

本套丛书参考引用了大量文献资料，在此对原作者表示衷心感谢！最后，愿我们所集之方，能够解除患者的病痛，这将是我们最为欣慰的事。

总主编　张光荣

2013 年 10 月

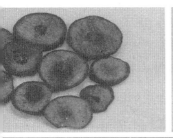
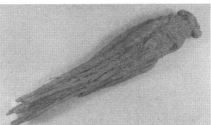
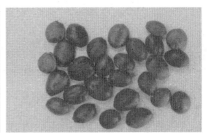

目录

第六章　颅内动脉瘤

第七章　脑血管畸形

第八章　脑动脉炎

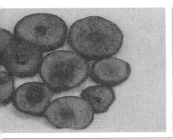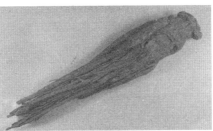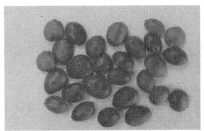

第一章

短暂性脑缺血发作

短暂性脑缺血发作（TIA）是反复发作的颈内动脉系统和椎－基底动脉系统缺血引起的局灶神经功能缺损发作，症状持续时间为数分钟到数小时，24小时内完全恢复，可反复发作，不遗留神经功能缺损的症状和体征。但约1/3的病人会发展成脑梗死，造成脑的不可逆损伤，因此它是缺血性脑卒中的危险信号，国外也称之为预警性卒中。

随着全球社会老龄化程度的加快，脑血管疾病已成为威胁老年人生命健康、晚年生活质量的常见病和多发病，而且这类疾病的复发率、致残率及致死率都非常高，这也是心脑血管疾病影响老年人生命质量的一个重要因素，甚至已经严重威胁到老年人的生命安全。TIA是公认的缺血性脑卒中最重要的危险因素，近期频繁发作的TIA也是缺血性脑血管疾病（即梗死性脑血管疾病）发病的先兆。

短暂性脑缺血发作是脑血管病治疗中最有价值的急症之一，一旦发生，必须立即送往医院治疗，因为"时间就是大脑"。正确的治疗短暂性脑缺血发作已成为预防永久性脑卒中最有力的措施。早期及时适当治疗，可以使大多数短暂性脑缺血发作不发展成永久性卒中。

短暂性脑缺血发作属中医学"小中风"、"中风先兆"范畴，属本虚标实之证，"肝脾肾亏虚、风痰瘀互结"是本病发病的病机关键。

临床实践证明：除了西医常规治疗外，在辨证的基础上采用适当的中医治疗，对于降低病残率是十分必要的。

❀ 参芪熄风汤

党参 12g　黄芪 15g　云茯苓 30g　制白附子 20g　天麻 12g　牙皂 10g　半夏 10g　丹参 30g　红花 15g　鸡血藤 30g　全蝎 10g　水蛭粉 6g（冲服）

【用法】 每日 1 剂，水煎，分 2 次口服，以 2 周为一个疗程。

【功效】 健脾益气，平肝熄风，活血化瘀。

【适应证】 短暂性脑缺血发作（风痰瘀阻型）。

【来源】 张志军，冯来会，王宝亮，等．中西医结合治疗短暂性脑缺血发作 45 例．中医研究，2012，11（25）：31－32

❀ 通窍定眩汤

黄芪 30g　当归 12g　川芎 10g　郁金 10g　蔓荆子 10g　升麻 10g　白芍 12g　山萸肉 12g　银杏叶 10g　天麻 10g　炙甘草 6g。

【用法】 每日 1 剂，煎服，15 天为一个疗程。

【功效】 益气通窍，活血化瘀。

【适应证】 短暂性脑缺血发作（气虚血瘀型）。

【来源】 杨剑明．自拟通窍定眩汤治疗短暂性脑缺血发作临床观察．内蒙古中医药，2010，（9）：16－17

❀ 平肝定眩汤

玄参　夏枯草　龙胆草各 15g　钩藤　地龙各 18～30g　益母草

30g　枣仁　夜交藤各9～15g　川芎　赤芍　红花各6～9g

【用法】水煎服，每天2次，每日1剂。

【功效】平肝潜阳，活血通络。

【适应证】**短暂性脑缺血发作（肝阳上亢型）**。症见：平时头痛头晕，面红目赤，口苦耳鸣，心烦易怒，心悸怔忡，失眠多梦，夜尿频多，或大便干燥；舌质紫红，舌苔白或黄白，脉弦数、细弦数，或弦缓。

【临证加减】血压高于200/120mmHg者钩藤、地龙加量至45g；苔黄、便干者加大黄6g；失眠、烦躁、心悸较甚者加服安眠药，或朱砂安神丸9g。

【疗效】治疗21例，显效10例，有效8例，无效3例，总有效率为85.7%。

【来源】陈鹏跃. 中医药治疗短暂性脑缺血发作21例临床观察. 中西医结合与祖国医学，2006，6（10）：537－538

🪷 天麻钩藤汤加减

天麻15g（先煎）　钩藤15g（后下）　天门冬15g　麦门冬15g　白芍20g　生龙骨30g　生牡蛎30g　牛膝15g　桑寄生15g　石决明30g（先煎）　黄芩15g　夜交藤15g　菊花10g

【用法】水煎服，每天2次，每日1剂。

【功效】平肝潜阳。

【适应证】**短暂性脑缺血发作（肝阳上亢型）**。症见：以眩晕为主，伴耳鸣、头痛且胀，或自觉颈项板样僵硬，面色潮红，性情急躁易怒，怒时晕痛加重，心烦少寐，多梦，口干或苦，舌质偏红，苔黄，脉弦数。

【临证加减】若小便频数，大便秘结者为肝胆热盛，加龙胆草20g，大黄6g（后下）。

【来源】张瑞丽. 短暂性脑缺血发作的中医辨证治疗. 中国民间疗法，2008，7：50－51

🌸 杞菊地黄汤加减

龟板 30g　枸杞子 10g　天门冬 20g　菊花 10g　白芍 30g　怀牛膝 15g　杜仲 15g　桑寄生 15g　熟地黄 10g　山茱萸 10g　茯苓 15g　泽泻 10g　山药 10g　砂仁 6g（后下）　甘草 6g

【用法】水煎服，每天 2 次，每日 1 剂。

【功效】滋补肾阴。

【适应证】**短暂性脑缺血发作（肝肾阴亏证）**。症见：眩晕而神疲健忘，耳鸣如蝉，甚则突然昏仆，昏不知人，短时即醒，双目干涩，视物昏花，甚则出现一过性眼盲，失明多梦，腰膝酸软，手足心热，口干，舌红少苔或无苔，脉沉细弦。

【临证加减】若五心烦热者加知母 10g、黄柏 10g。

【来源】张瑞丽．短暂性脑缺血发作的中医辨证治疗．中国民间疗法，2008，7：50－51

🌸 半夏白术天麻汤加减

半夏 10g　白术 10g　天麻 15g　陈皮 10g　茯苓 10g　白芍 10g　甘草 6g　石菖蒲 10g　竹茹 10g　郁金 10g　僵蚕 10g

【用法】水煎服，每天 2 次，每日 1 剂。

【功效】祛风，豁痰，通络。

【适应证】**短暂性脑缺血发作（风痰阻络型）**。症见：头晕目眩，或头重如裹，甚则神志迷蒙，一侧肢体发麻或沉重无力，或突然昏仆，少时而醒，平素嗜酒食甘，体肥，少气懒言，嗜卧欲寐，口中黏腻不爽，胸膈满闷，恶心，舌苔厚腻，脉弦滑。

【临证加减】若兼头目胀痛，苔黄腻，脉滑数，加胆南星 10g、黄芩 10g；若体丰痰湿黏滞者，可加白芥子 6g、皂角 6g

【来源】张瑞丽．短暂性脑缺血发作的中医辨证治疗．中国民间疗法，2008，7：

50－51

🪷 补阳还五汤加减

黄芪 30g　当归 20g　川芎 10g　赤芍 10g　地龙 12g　全蝎 6g　石

菖蒲 15g　郁金 10g　水蛭 1.5g（研末冲服）　甘草 6g

【用法】水煎服，每天 2 次，每日 1 剂。

【功效】益气，活血，通络。

【适应证】**短暂性脑缺血发作（气虚血瘀型）**。症见：眩晕动则加剧，或

突然昏不知人，旋时即醒，或一过性肢麻不用，气短乏力，心悸神疲，卧睡

时口角流涎，手指麻木，肢体疼痛，夜间尤甚，诸症遇劳加剧，舌紫暗，脉

沉细涩。

【临证加减】若脉弦者，去黄芪，加怀牛膝 15g、龟板 20g（先煎）、白

芍 20g。

【来源】张瑞丽. 短暂性脑缺血发作的中医辨证治疗. 中国民间疗法. 2008，7：

50－51

🪷 息风防瘫加减

熟地黄 15g　山茱萸肉 10g　葛根 30g　天麻 15g　石决明 20g　紫

贝齿 20g　生龙骨 30g　三七 10g　鸡血藤 15g　牛膝 15g　胆南星 10g

木香 10g　白术 10g　栀子 10g　炙甘草 5g

【用法】水煎服，每天 2 次，每日 1 剂。

【功效】滋阴潜阳，平肝熄风，化痰通络。

【适应证】**短暂性脑缺血发作（肝肾阴虚、风阳上扰夹痰型）**。症见：头

晕耳鸣，五心烦热，肢麻，口黏，舌质红，少苔，脉弦细。

【来源】周宝宽，周探. 短暂性脑缺血发作验案 3 则. 中国中医急症，2011，12：

2054－2055

化痰通络汤加减

胆南星10g　制半夏10g　竹茹15g　枳壳15g　木香20g　山楂20g　生大黄15g　天麻15g　珍珠母30g　石决明30g　紫贝齿20g　夏枯草20g　桃仁15g　红花10g　牛膝15g　生地黄15g　全蝎10g　炙甘草5g

【用法】水煎服，每天2次，每日1剂。

【功效】豁痰化瘀，熄风通络。

【适应证】**短暂性脑缺血发作（痰瘀互结、阻滞脉络型）**。症见：头晕，头重如蒙，肢体麻木，腹胀，大便干，小便黄，舌质暗，苔黄厚，脉滑数。

【来源】周宝宽，周探．短暂性脑缺血发作验案3则．中国中医急症，2011，12：2054－2055

益气养血通络汤加减

黄芪30g　白术15g　当归15g　白芍15g　天麻15g　秦艽15g　三七10g　川芎10g　丹参20g　鸡血藤15g　葛根30g　木香15g　炙甘草5g

【用法】水煎服，每天2次，每日1剂。

【功效】补气养血，活血通络。

【适应证】**短暂性脑缺血发作（气虚血瘀、脉络瘀阻型）**。症见：头晕，气短乏力；舌质暗，有瘀点，苔薄白，脉沉细无力。

【来源】周宝宽，周探．短暂性脑缺血发作验案3则．中国中医急症，2011，12：2054－2055

轻身降脂方

牛膝12g　夏枯草6g　桑寄生12g　黄芩9g　杜仲12g　菊花15g

石决明 9g　制何首乌 12g　银杏叶 9g　牡丹皮 12g　白芍药 12g　桂枝 9g　山楂 12g　酒大黄 6g　生地黄 12g　甘草 12g

【用法】取处方药，称量配齐，由制剂室制成颗粒剂，包装入袋，入盒密封，贴签，6 克/袋，2 袋，每日 2 次，口服。3 个月为 1 个疗程。

【功效】轻身降脂，祛瘀散结。

【适应证】**短暂性脑缺血发作（痰浊、瘀血内阻型）**。症见：中老年患者，突发的局灶性脑功能障碍，症状及体征持续不超过 24 小时，有高血压病动脉硬化病史，并且有典型的颈动脉系统 TIA 症状：表现为一过性失语、偏瘫、偏身麻木、单眼黑矇、晕厥等。

【来源】郎淑敏，周恒，唐秀丽. 轻身降脂方治疗颈动脉系统短暂脑缺血发作临床观察. 河北中医，2011，2：200－201

🪷 益阴和阳熄风汤加减

黄芪 15g　生地黄、熟地黄各 15g　山茱萸 15g　山药 30g　磁石 20g（先煎）　泽泻 10g　茯苓 10g　牡丹皮 6g　枸杞子 10g　全蝎 2g　地龙 10g　桑寄生 10g　丹参 10g　钩藤 10g（后下）　川楝子 6g　女贞子 15g

【用法】水煎服，每天 2 次，每日 1 剂。

【功效】益阴，和阳，熄风。

【适应证】**短暂性脑缺血发作（肝肾阴虚，风阳旋动型）**。症见：一过性眩晕，眼前黑矇，晕倒在地，神识丧失，脉细弦，苔白舌红。心慌、头晕乏力。素有头晕、头痛及少寐等症，可有高血压病史。

【来源】吴雪华. 危急重症验案三则例析. Journalof Practical Traditional Chinese Internal Medicine，2003，17：5

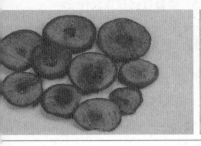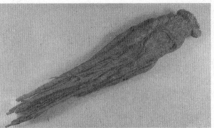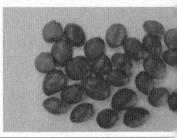

第二章

脑 卒 中

　　脑卒中，俗称脑血管意外、脑中风，是一种突然起病的脑血液循环障碍性疾病，也是脑血管疾病中最严重的并发症。它包括脑血栓、脑出血等，具有发病率高、致残率高、死亡率高和复发率高的"四高"特点。动脉硬化是其主要病因，脑出血和脑血栓为最终结果。2012 年，第三次全国死因调查显示，脑卒中致死率排名第一。该病病人多为 40 岁以上中老年人，但随着生活水平的提高，发病年龄逐渐年轻化。

第一节　蛛网膜下腔出血

蛛网膜下腔出血（SAH）为多种病因引起的脑底部或脑及脊髓表面血管破裂，血液流入蛛网膜下腔所致的急性出血性脑血管病。蛛网膜下腔出血的病因可分为自发性与继发性两大类。自发性的主要病因为动脉瘤、脑动静脉畸形（A－VM），其他如高血压、动脉硬化、脑底异常血管网、胶原血管病、颅内肿瘤、炎性病变等约占10%；继发性病因主要为外伤。动脉瘤破裂是SAH的最常见的病因，形成动脉瘤的主要病因包括：先天性、感染性、外伤性、动脉硬化性、剥离性等动脉瘤。一般认为30岁以前发病者，多为血管畸形，40岁以后发病者多为颅内动脉瘤破裂，50岁以上发病者，则往往因高血压脑动脉硬化及脑肿瘤引起。另外，吸烟、饮酒与蛛网膜下腔出血也有密切相关。

SAH发病急骤，死亡率较高，再出血发生率较高并显著增加了临床死亡率。病因不同，预后差异较大。脑动、静脉畸形引起的蛛网膜下腔出血预后最佳，而血液系统疾病引起的蛛网膜下腔出血预后最差，动脉瘤破裂的死亡率在55%左右。动脉瘤破裂未经手术夹闭，可再次发生出血。诊断后及早行数字减影动脉造影检查并行手术治疗是治疗SAH、降低死亡率的关键。此外，迟发性脑血管痉挛及脑积水也增加了SAH的致残率，也应积极防治。

中医对蛛网膜下腔出血的认识可见于"中风""头痛""厥证""内风"等的文献记载中，稽其所因，乃阳化风动，气血逆乱，上冲于脑，夹痰夹瘀，横窜经络，阻滞经络而成，其根本在于离经之血，瘀于脑府，其病位在脑窍，其病性属实，"脑为元神之府"五脏六腑之精气皆上属于脑，故当头颅受伤，内损脑髓，出血瘀积，脑窍闭阻。中医证候可分为风证、瘀证、火热证、痰证、阴虚证、气虚证等，上述证候可两证、三证并见，互相兼夹，与病程密切相关，且随着病程延长，风证、瘀证出现率逐渐下降。治疗上，风证者多用镇肝熄风法；瘀证多采用活血化瘀法；火热证当清热熄风；痰证多燥湿化痰；阴虚、气虚证则分别养阴、益气等。

中风的病机主要包括"虚、痰、火（热）"。

虚包括气虚和阴虚（肝肾阴虚），它是中风的病机根本。虚证在中风临床上的表现可能是明显的"虚"象，也可能只表现实象而无明"虚"象。气虚时，临床多表现为四肢倦怠无力，少气懒言，面色无华或面色苍白，舌质或淡白或淡胖或淡红，苔薄白或白腻，脉细无力或弦缓、沉细等。但气虚无力运血，则血行不畅而成瘀血内阻，气虚无力布津，则津液不布而成痰浊内生，因而气虚又可以通过"瘀"象和"痰"象表现，而"虚"象却隐潜不露。

痰之生，多生于虚，因中气亏虚，脾失健运则聚湿生痰；因肝肾阴虚，肝阳素旺，横逆犯脾而致痰生，或肝火内炽而炼液为痰。痰邪阻滞经络或蒙蔽清窍，遂致中风。痰证的表现多能从舌苔上反映出来，白腻苔为痰浊中阻，黄腻苔为痰热内盛。脉象上，痰证多见滑脉、弦滑脉。

火（热）主要表现为痰火、痰热、肝阳上亢、肝火炽盛等，其中，痰热久郁可化为痰火，肝阳过亢可化为肝火。

出血中风病机多为气机升降失常，冲气随肝气上逆，风火扰络，破裂出血。冲脉的病理变化主要是冲气上逆。"冲气上冲之病甚多"，如眩晕、头痛、中风等均与冲气上逆密切相关。冲气上逆虽因脏腑失调而致，但这种病理变化一旦形成，便成为相对独立的病理因素而存在。所以，阴液亏损，一者水不涵木，肝胆之火上炎；一者下元亏虚，下焦之气化不能固摄。如此冲气夹肝火、胃气上逆，使"脏腑之气化有升无降"，"血随气升，充塞于脑部"，导致头痛、眩晕，甚至脑腑血证之"出血中风"。

❁ 牛蒡子二陈汤

牛蒡子50g　陈皮　茯苓　合欢　佩兰　菖蒲各15g　半夏　竹茹各10g　天竺黄（研面冲）、甘草各5g

【用法】水煎服，每天 2 次，每日 1 剂。不能口服者，鼻饲给药，30 天为 1 个疗程。

【功效】涤痰熄风。

【适应证】**蛛网膜下腔出血（风痰阻络型）。**

【临证加减】头痛重用牛蒡子，可逐渐加量至 50g，最大量曾用 60g，可能有腹泻等不良反应；痰盛加川贝母 15g；痰、火均重加龙胆草 7.5g、大黄 15g（后下）、枳实 15g；伤津加天花粉 25g。

【疗效】以本方治疗急性肾炎 100 例，有效 76 例，无效 24 例，总有效率为 76.0%

【来源】寇裕铮．自拟牛蒡子二陈汤治疗原发性蛛网膜下腔出血 100 例．中西医结合杂志，1990，(9)：568－569

重镇凉血祛瘀法经验方

生龙齿（先煎）30g（或用龙骨 30g）　牡蛎（先煎）30g　牡丹皮 9g　白芍 15g　茜草根 9g　地榆 12g　侧柏叶 30g　葛根 20g

【用法】水煎服，昏迷者可鼻饲给药，每日 1 剂，分煎 2 次，上下午服，如呕吐频繁者，可酌情徐徐分次服下。

【功效】重镇，凉血，祛瘀。

【适应证】**蛛网膜下腔出血（瘀血阻络型）。**

【临证加减】病情严重，头痛较剧，甚或昏迷者，加羚羊角片（先煎）2g，并酌加天麻 10g、钩藤 10g、僵蚕 5g 等；血压高，阳亢显著者，可加夏枯草 15g、黄芩 10g、槐花 10g、桑寄生 15g；出血严重，头痛持续不止，酌加藕节炭 15g、水牛角（先煎）30g、三七粉（吞服）3g、十灰丸等；口干，舌红绛，心烦，夜寐不安，肝阴虚者，宜滋液养阴，加生地黄 15g、熟地黄 10g、玄参 15g、麦冬 10g、石斛 15g、龟板（先煎）15g、驴胶 12g 等随症使用；神志昏迷者，心宫受危也，酌加紫雪丹、安宫牛黄丸等。

【疗效】治疗 20 例，治愈 11 例，好转 8 例，无效 1 例，总有效率为95%。

【来源】周建莉. 重镇凉血祛瘀法治疗蛛网膜下腔出血20例. 福建中医药, 2004, 35 (2): 32

桃仁红花煎加味

桃仁、红花各9g 生地、丹参、赤芍、川芎各10g 香附、当归、青皮、延胡索各8g 葱白2段 生姜3片

【用法】水煎后取汁300ml, 冲黄酒30ml, 每日早晚2次, 口服。

【功效】活血, 祛瘀, 止痛。

【适应证】**蛛网膜下腔出血（瘀阻脑络型）**。

【临证加减】前额痛者加白芷, 枕颈部痛者加葛根, 剂量酌情应用。

【疗效】治疗12例, 显效8例, 有效4例。其中7例用1剂后即显效, 继续服药5剂后头痛消失; 3例服9剂, 2例服10剂后头痛基本消失。总有效率100%。

【来源】段海平, 刘耀东, 王志强, 等. 桃仁红花煎加味治疗蛛网膜下腔出血的疗效观察. 内蒙古中医药, 2008, (4): 7-8

活血熄风汤

当归、川芎、益母草、牛膝各15g 白芍、葛根各30g 丹皮、赤芍、地龙、天麻各10g 三七粉3g 羚羊角粉1g 甘草5g 大黄5~15g

【用法】水煎服, 每日1剂, 早晚各温服1次。若神志模糊或吞咽困难而不能自服者, 予以鼻饲。

【功效】活血化瘀, 熄风止痉。

【适应证】**蛛网膜下腔出血（瘀阻脑络型）**。

【临证加减】气虚者加黄芪30g、白术15g; 阴虚者加旱莲草10g、龟板

15g；痰盛者加石菖蒲 15g、天南星 10g。

【疗效】治疗 36 例，治疗组治愈 19 例，好转 16 例，死亡 1 例，有效率 97.2%。

【来源】王白玲，袁力．活血熄风汤治疗蛛网膜下腔出血 36 例．浙江中医杂志，2001，（06）：236

❀ 通窍醒脑汤

生黄芪 30g　地龙 10g　桃仁 10g　赤芍 10g　炒当归 10g　双钩 10g　川芎 5g　生地 15g　琥珀末 1g　田七粉 3g　冰片 0.1g

【用法】加水 300ml，煎至 150ml，入生大黄 5g，二煎再加水 200ml，煎至 200ml，临服前兑琥珀末 1g，田七粉 3g，冰片 0.1g。

【功效】活血，祛瘀，止痛。

【适应证】**创伤性蛛网膜下腔出血（瘀阻脑络型）。**

【疗效】治疗 42 例，治愈 16 例，显效 12 例，有效 8 例。总有效率 85.7%。

【来源】喻坚柏，张占伟，罗刚，等．通窍醒脑汤治疗创伤性蛛网膜下腔出血 81 例临床观察．人人健康（医学导刊），2007，（8）：15 - 17

❀ 通窍活血汤

黄芪 30g　赤芍 10g　地龙 10g　川芎 15g　桃仁 10g　红花 10g　怀牛膝 15g　生赭石 10g　生龙骨 15g　生牡蛎 15g　玄参 10g　天冬 10g　川楝子 10g　甘草 6g

【用法】水煎服，每日 1 剂，早晚各温服 1 次。若神志模糊或吞咽困难而不能自服者，予以鼻饲。

【功效】活血化瘀，熄风止痉。

【适应证】**蛛网膜下腔出血（瘀阻脑络型）。**

【疗效】治疗 36 例，治疗组显效 19 例，有效 16 例，无效 1 例，有效率 97.2%。

【来源】熊家锐，段传志，汪求精. 通窍活血汤预防迟发性脑血管痉挛的实验研究. 实用医药杂志，2006，23（12）：1466－1479

祛瘀化痰方

天竺黄 15g　胆南星 15g　半夏 15g　茯苓 15g　川芎 15g　桃仁 10g　红花 10g　怀牛膝 15g

【用法】水煎服，每日 1 剂，早晚各温服 1 次。若神志模糊或吞咽困难而不能自服者，予以鼻饲。

【功效】清热化痰，祛瘀通络。

【适应证】**蛛网膜下腔出血（瘀阻脑络型）。**

【疗效】以本方治疗蛛网膜下腔出血 24 例，显效 5 例，有效 16 例，无效 3 例，总有效率为 87.5%。

【来源】任晓芳. 祛瘀化痰治疗蛛网膜下腔出血 18 例. 浙江中医学院学报，1992，16（9）：26

解痉汤

葛根 15g　生白芍 15g　赤芍 15g　夏枯草 15g　黄芪 30g　赤芍 10g　地龙 10g　川芎 15g　桃仁 10g　红花 10g　怀牛膝 15g

【用法】水煎服，分成 2 份。每日 1 剂，早晚各温服 1 次。若神志模糊或吞咽困难而不能自服者，予以鼻饲。

【功效】清热解痉，祛瘀通络。

【适应证】**蛛网膜下腔出血（瘀阻脑络型）。**

【疗效】以本方治疗蛛网膜下腔出血 30 例，显效 14 例，有效 12 例，无效 4 例，总有效率 86.67%。

【来源】刘荣辉，李皓．对蛛网膜下腔出血患者术后出现脑血管痉挛的中西药治疗对比观察．辽宁中医杂志，2006，33（1）：49

🪷 脑伤泰

当归 15g　红花 15g　生地黄 10g　川芎 15g　人参 10g　猪苓 15g

泽泻 15g　甘草 6g

【用法】水煎服，每日 1 剂，早晚各温服 1 次。若神志模糊或吞咽困难而不能自服者，予以鼻饲。

【功效】清热解痉，祛瘀通络。

【适应证】**蛛网膜下腔出血**。

【疗效】以本方治疗蛛网膜下腔出血 42 例，临床治愈 9 例，显效 16 例，有效 14 例，无效 3 例，总有效率为 92.85%。

【来源】冯华，王宪荣，陈志，等．中药脑伤泰对大鼠蛛网膜下腔出血后脑血管痉挛治疗作用．重庆医学，2002，31（10）：962－964

🪷 血府逐瘀汤

当归 15g　赤芍 15g　川芎 15g　桃仁 10g　红花 10g　牛膝 15g

柴胡 15g　桔梗 15g　枳壳 15g　生地黄 15g　当归 10g　甘草 6g

【用法】水煎服，每日 1 剂，早晚各温服 1 次。若神志模糊或吞咽困难而不能自服者，予以鼻饲。

【功效】活血，化瘀，通络。

【适应证】**蛛网膜下腔出血**。

【疗效】以本方治疗蛛网膜下腔出血 26 例，痊愈 12 例，好转 10 例，无效 3 例，死亡 1 例，总有效率 84.62%。

【来源】燕明宗，李君梅．血府逐瘀汤治疗蛛网膜下腔出血 26 例．中医杂志，2008，49（3）：243－244

平肝潜阳化痰熄风方

羚羊角粉1g 钩藤、生地黄、生石膏、茯苓、葛根各30g 白芍12g 蔓荆子 菊花 炒栀子 陈皮 竹茹 石菖蒲 郁金各10g 生甘草6g

【用法】水煎服，每日1剂，早晚各温服1次。若神志模糊或吞咽困难而不能自服者，予以鼻饲。

【功效】活血，化瘀，通络。

【适应证】**蛛网膜下腔出血。**

【疗效】以本方治疗30例SAH患者经治疗，治愈28例，死亡2例，总有效率93.3%。

【来源】吴小明，顾建明，王莹威.平肝潜阳化痰熄风法治疗蛛网膜下腔出血30例.中医药信息，2001；18（5）：43－44

二芍三虫解痉汤

生白芍15g 钩藤15g 生龙骨（先煎）15g 生牡蛎（先煎）15g 土茯苓30g 赤芍20g 僵蚕10g 干地龙10g 丹皮20g 生大黄15g 全蝎10g 羚羊角（冲服）15g 生地15g

【用法】水煎服，每日1剂，早晚各温服1次。

【功效】活血，化瘀，通络。

【适应证】**蛛网膜下腔出血。**

【疗效】以本方治疗蛛网膜下腔出血63例患者中，显效39例，好转21例，无效3例，总有效率95.23%。

【来源】范乐芝.从肝论治蛛网膜下腔出血后脑血管痉挛63例.湖南中医药导报，1999，5（5）：20

活血补肾利水方

大黄 15g　丹参 10g　当归 15g　车前子 15g　泽兰 15g　牛膝 10g

泽泻 15g　益智仁 15g　桃仁 15g　水蛭 10g　赤芍 15g　菟丝子 15g

首乌 15g

【用法】水煎服，每日 1 剂，早晚各温服 1 次。

【功效】活血，化瘀，通络。

【适应证】**蛛网膜下腔出血**。

【疗效】以本方治疗 19 例患者，治愈 11 例，好转 6 例，无效 2 例，总有效率 89.47%。

【来源】马素娟. 活血补肾利水法治疗蛛网膜下腔出血后脑积水 19 例. 中国民间疗法，1999，7（2）：6

安脑平冲汤

生龙骨　生牡蛎各 30g　怀牛膝 15g　生大黄（后下）9g　栀子、黄芩　钩藤（后下）　木香　泽泻各 12g　蝉蜕　柴胡　生甘草各 6g

【用法】水煎服，每日 1 剂，早晚各温服 1 次。

【功效】活血，化瘀，通络。

【适应证】**蛛网膜下腔出血**。

【疗效】以本方治疗蛛网膜下腔出血 34 例患者中，临床痊愈 16 例，显效 10 例，有效 6 例，无效 2 例，总有效率 94.2%。

【来源】周德生，钟捷，高晓峰，等. 安脑平冲汤治疗蛛网膜下腔出血临床研究. 新中医，2010，42（5）：11 – 12

清脑定痛汤

紫草 15g　川牛膝 10g　川芎 15g　石菖蒲 30g　丹参 10g　当归

15g　车前子 15g　泽兰 15g　泽泻 15g　益智仁 15g　桃仁 15g

【用法】水煎服，每日 1 剂，早晚各温服 1 次。

【功效】活血化瘀通络。

【适应证】**蛛网膜下腔出血。**

【疗效】以本方治疗蛛网膜下腔出血 60 例，临床痊愈 22 例，显效 29 例，有效 7 例，无效 2 例，总有效率为 96.7%。

【来源】何煜舟，金晨宇，胡文雷，等．清脑定痛汤对蛛网膜下腔出血患者血清 IL－6.TNF－A 的影响．浙江中医药大学学报，2010，34（3）：325－326

❀ 通窍活血汤加味

赤芍　川芎　桃仁　红花各 9g　大枣 6g　生姜 9g　麝香 0.1g（另包）　三七 15g

【用法】水煎服，每日 1 剂，早晚各温服 1 次。

【功效】活血化瘀，通络开窍。

【适应证】**蛛网膜下腔出血。**

【疗效】以本方治疗蛛网膜下腔出血治疗组 30 例，显效 20 例，好转 7 例，无效 3 例，总有效率 90%。

【来源】赵俊香，梁永超，崔允东，等．通窍活血汤加味治疗外伤性蛛网膜下腔出血 30 例．内蒙古中医药，2010，34（3）：34

❀ 清通三七汤

水牛角（研末）30g　栀子 15g　三七 15g　大黄 15g　丹参 10g　桃仁 10　红花 10g

【用法】水煎服，每日 1 剂，早晚各温服 1 次。

【功效】活血化瘀，通络开窍。

【适应证】**蛛网膜下腔出血。**

【疗效】以本方治疗蛛网膜下腔出血治疗组 30 例，显效 20 例，好转 7 例，无效 3 例，总有效率90%。

【来源】李会琪，李军，李芳，等. 清通三七汤治疗蛛网膜下腔出血并发脑血管痉挛的药效实验研究. 中国中医急症，2001，10（2）：98 – 99

通腑活血方

大黄（后下）10g 芒硝（冲）10g 枳实10g 桃仁10g 当归 15g 牛膝15g 丹参20g 三七粉（冲服）6g 川芎15g

【用法】水煎服，每日 1 剂，早晚各温服 1 次。

【功效】活血化瘀，通络开窍。

【适应证】蛛网膜下腔出血。

【临证加减】有意识障碍者加石菖蒲、郁金各 10g；颅内压增高明显者加泽泻、车前子各 15g。

【疗效】以本方治疗蛛网膜下腔出血60例，临床痊愈22例，显效29例，有效 7 例，无效 2 例，总有效率为96.7%。

【来源】鞠作泉，王凤霞. 通腑活血法治疗蛛网膜下腔出血35 例. 中国中医急症，2005，14（3）：268 – 269

第二节 脑出血

一、高血压脑出血

高血压脑出血是指因长期的高血压和脑动脉硬化使脑内小动脉因发生病理性的改变而破裂出血。临床上以突然的头痛、眩晕、呕吐、肢体偏瘫、失语甚至意识障碍为其主要表现。以发病率高、致残率高及死亡率高而著称，致残和死亡原因主要为急性颅内血肿的占位效应和出血本身对脑组织及血管引起的一系列病理损害。

高血压脑出血的病理机制主要包括血肿的占位效应、血肿分解产物和脑组织损害释放出的血管活性物质等所致的脑水肿、颅内高压、局部脑血流量及凝血纤溶系统的改变等。单纯的血肿压迫不足以导致脑组织的严重损害。继发性脑水肿则可引起脑循环和脑代谢障碍，被认为是造成脑组织损害的重要因素。近年来研究发现，脑出血后血肿释放的某些活性物质或血液本身的成分可能是脑水肿产生的重要原因，其中关于凝血酶在脑水肿形成中作用的研究较为活跃。实验表明，通常血凝块产生的凝血酶能够损害脑细胞。凝血酶对神经细胞的直接毒性作用和对血脑屏障的破坏是高血压脑出血脑水肿形成的重要机制之一。此外，红细胞裂解产物、补体系统的激活等也在脑水肿形成中起重要作用。综上所述，高血压脑出血后血肿直接压迫不足以引起局部脑循环和脑代谢障碍，但血凝块释放的凝血酶、红细胞分解产物等，则可引起局部脑水肿，引起代谢紊乱，甚至神经细胞坏死。

脑出血的病因：血管内膜层粥样硬化斑块、脂肪样变和平滑肌纤维变性坏死以及淀粉样变可使动脉壁抗张力强度和弹性降低向外膨隆形成微动脉瘤导致脑出血。动脉壁中层发育缺陷、动脉硬化和高血压是脑出血的三个重要因素。其中高血压是导致脑出血的最重要的独立危险因素。

高血压性脑出血病归属于中医学中风病中脏腑危急重症的范畴，总由气血逆乱，风、火、痰、瘀皆由内而生，导致血溢脑脉之外；病位在脑，涉及脉、气、血、肝、肾等脏腑组织器官；病机总属痰瘀阻滞、腑实不通、肝阳上亢、气虚血瘀。所以当以祛痰、通腑、涤痰、平肝、益气为治疗大法。而西医学对脑出血的保守治疗主要是脱水降颅压，减轻脑水肿，但在如何促进血肿吸收，改善血肿周围的缺血缺氧，尚未有较好方法，而中药在这方面具有其优势。

祛瘀通腑汤

水蛭 12g　天麻 10g　三七参（冲服）10g　丹参 24g　红花 10g　桃仁 10g　大黄（后下）15g　石菖蒲 10g　南星 15g　芒硝（冲入）6g　牛膝 15g　枳壳 15g

【用法】水煎，每次取汁 100～150ml，每日 3 次。口服或鼻饲。

【功效】祛痰，通腑，涤痰，平肝。

【适应证】**高血压脑出血（痰瘀阻滞，腑实不通证）。**

【临证加减】若肝经热盛加羚羊角 1g 冲服；痰热炽盛加黄芩 10g、竹沥 15g；阴虚风动加生地黄 15g、生白芍 24g、山茱萸 18g。

【来源】胡皓，张玉. 祛瘀通腑治疗急性高血压脑出血临床观察. 河南中医学院学报，2003，3（2）：60－61

涤痰通络汤

胆南星 6g　钩藤 15g　姜半夏 12g　陈皮 9g　茯苓 12g　枳实 9g　竹茹 10g　三七 5g　生大黄 6g　仙鹤草 30g　石菖蒲 9g　远志 9g　酸枣仁 15g　郁金 10g

【用法】每日 1 剂，水煎服。每 2 周为一个疗程。

【功效】涤痰通络。

【适应证】**高血压脑出血（痰瘀痹阻经脉证）。**

【疗效】经 2 个以上疗程治疗 36 例，基本痊愈 8 例，显效 18 例，有效 7 例，无效 3 例，有效率为 91.7%。

【来源】董素琴. 涤痰通络汤治疗中风病 36 例. 河南中医学院学报. 2003，3（2）：61

脑康复 1 号方

黄芪 60g　桃仁 10g　红花 10g　归尾 10g　赤芍 10g　川芎 10g

地龙 10g　全蝎 5g　蜈蚣 1 条　牛膝 30g　寄生 15g　僵蚕 15g　白附子 9g

【用法】水煎服，每天 2 次，每日 1 剂。中药连服 30～50 付。

【功效】益气养血，化瘀通络。

【适应证】**高血压脑出血（气虚络瘀证）**。症见：肢体偏瘫，肢软，面色萎黄，舌质淡紫或瘀斑，属气虚络瘀。

【临证加减】若肢冷者加桂枝 15g，温经通脉；若腰膝酸软者加川断 30g、杜仲 15g，壮筋骨，强腰膝。

【来源】马红军，王令军，王小军，等．CT 定位微创引流术配合中医药治疗高血压脑出血．中国实用神经疾病杂志，2008，1（11）：133－134

脑康复 2 号方

黄芪 30g　天麻 10g　川芎 10g　桃仁 10g　红花 12g　归尾 10g　赤芍 10g　地龙 10g　全蝎 5g　蜈蚣 1 条　僵蚕 15g　白附子 9g　郁金 15g　菖蒲 15g　远志 9g　牛膝 20g　寄生 15g

【用法】水煎服，每天 2 次，每日 1 剂。中药连服 30～50 付。

【功效】搜风化痰，行瘀通络。

【适应证】**高血压脑出血（风痰瘀阻证）**。症见：口眼歪斜，语言障碍，半身不遂，肢体麻木，苔滑腻，舌暗紫，脉弦滑。

【临证加减】若头晕、头痛，面赤属肝阳上亢者，加钩藤 15g、石决明 15g、夏枯草 15g 等；咽干口燥者加天花粉 12g、天冬 15g 养阴润燥

【来源】马红军，王令军，王小军，等．CT 定位微创引流术配合中医药治疗高血压脑出血．中国实用神经疾病杂志，2008，1（11）：133－134

活血消肿汤

当归尾 12g　赤芍药 12g　川芎 12g　丹参 10g　泽兰 12g　泽泻

12g　桃仁 12g　红花 6g　牛膝 15g　车前子（包）20g　生甘草 5g

【用法】每日 1 剂，水煎，分 2 次服。

【功效】活血化瘀，利水消肿。

【适应证】**高血压脑出血（瘀血阻滞证）。**

【临证加减】呕吐者加姜半夏 10g、代赭石（先煎）20g；头痛剧者加延胡索 12g、蔓荆子 10g；痰盛者加鲜竹沥，每次 1 支（15ml），每日 2 次；发热者加金银花 15g、连翘 10g、蒲公英 30g、黄芩 12g；大便干结者加生大黄（后下）6g。

【疗效】治疗 24 例，良好或痊愈 13 例，中残（生活自理）9 例，重残（生活不能自理）2 例，有效率 91.7%。

【来源】袁武军，陆军. 活血消肿汤治疗高血压脑出血 24 例. 河北中医，2002，1（24）：21

🪷 石决牡蛎汤

石决明 30g（先煎）　生牡蛎 30g（先煎）　白芍 15g　牛膝 15g
钩藤 15g　莲子心 6g　莲须 10g

【用法】每日 1 剂。水煎 2 次取汁 300ml，早晚分服，1 周为一疗程，治疗 2 个疗程。

【功效】平肝潜阳。

【适应证】**高血压脑出血（肝阳上亢证）。**

【临证加减】苔黄、脉数有力者加黄芩 12g；头痛明显者加菊花 10g。

【来源】李少松，张英丽. 石决牡蛎汤治疗高血压脑病 56 例. 中国中医急症，2012，10（21）：1662

🪷 脑清汤

自然牛黄（分次冲服）2g　水牛角（久煎）30g　麝香（分次冲

服）1g　大黄 12g　三七粉 6g　石菖蒲 15g　川芎 12g　地龙 15g　钩

藤 15g、珍珠母（碎）30g 等

【用法】上方浓煎取汁 300ml，神志清醒者口服，昏迷者鼻饲，每次 50 ~

100ml，每日 3 ~ 6 次。4 周为 1 疗程。

【功效】清醒神志。

【适应证】**高血压脑出血（中脏腑闭证、中脏腑脱证）。**

【临证加减】虚则酌加人参、黄芪、五味子、鳖甲等；实则酌加红花、牛

膝、全蝎、龙牡等。辨证属于中脏腑闭证者，给予清开灵注射液、甘露醇注

射液等静脉滴注；属于中脏腑脱证者，给予参附注射液或生脉注射液等静脉

滴性并注意维持水、电解质平衡等辅助治疗。病情稳定、好转后按常规治疗。

【疗效】治疗 256 例，基本痊愈 56 例，显效 114 例，有效 52 例，无效 31

例，死亡 3 例，总有效率 86.7%。

【来源】梁中，黎军 . 脑清汤合中成药治疗高血压性脑出血 256 例 . 中国中医药科

技，1999，5（5）：329

❀ 补阳还五汤合通腑清脑汤

　　黄芪 60g　当归 6 ~ 10g　赤芍 6 ~ 10g　当归尾 10g　地龙 10g　川

芎 6 ~ 10g　白芍 30g　水蛭 5g　大黄 6g（后下）　　桃仁 15g　丹参

15g　三七 6g

【用法】用清水 500ml 浓煎至 100ml，每日 2 剂。意识障碍者予以鼻饲。

深昏迷者加安宫牛黄丸 1 丸，每日 1 ~ 2 次。4 周为一疗程。

【功效】补气，活血化瘀，通腑泻热。

【适应证】**高血压脑出血（阳明实热、痰瘀内结证）。**症见：面红气粗，

大便秘结，谵妄，烦躁，舌苔厚腻等。

【临证加减】若见大便干结或秘结者，大黄用量增至 9 ~ 15g，并加玄明

粉 6g 冲服；待腑气通畅，大便每日 2 次以上后去大黄；兼痰湿时加半夏 10g、

胆南星 10g；昏迷者加郁金 15g；有上消化道出血时，活血化瘀药酌减，加云

南白药1g，每日2次。恢复期：方中去白芍、龙胆草、大黄，加红参10g、僵蚕10g、蜈蚣6g、伸筋草15g、透骨草15g、桂枝6g；偏瘫者结合针灸推拿按摩治疗等康复治疗。

【疗效】治疗198例，1个疗程结束（4~6周），基本痊愈68例，显效56例，有效50例，无效8例，死亡17例（血肿破入脑室、死于脑疝），总有效率达86%。

【来源】彭见红，邓世光. 中医药治疗高血压脑出血198例体会. World Health Digest，2008，5（5）：207-208

🪷 通腑醒脑液

郁金12g 丹参12g 三七10g 大黄10g 水蛭10g 天麻10g 茯苓15g 钩藤15g 山楂15g 石菖蒲15g 益母草15g

【用法】水煎200ml，均加鲜竹沥水20ml，安宫牛黄丸1~2粒。直肠滴注法：以每分钟30~40滴徐徐滴入直肠，每日1~2次，连用3~10日。

【功效】祛瘀，通腑，熄风，开窍。

【适应证】高血压脑出血（阴阳气血失调、痰湿内盛证）。

【临证加减】痰热瘀血内闭清窍型加珍珠母30g（先煎）、天竺黄10g、羚羊角粉0.6~1.0g；痰湿蒙塞清窍型加半夏12g、竹茹10g、胆南星6g；风火上扰清窍型加生石决明30g（先煎）、夏枯草10g、黄芩10g。在治疗过程中患者若出现唇焦齿垢、口气秽臭、舌绛无苔无津、脉濡细数等典型阴液亏损，尤其伴有严重肺部感染，或二重感染得不到有效控制时加麦冬、沙参、全瓜蒌、鱼腥草、大青叶、西洋参等益气养阴，清热解毒；若出现气息低微、目合口开、手足逆冷、面青、口干、脉细弱等脱证时重用益气养阴而不燥的西洋参，配合参附注射液60ml、生脉注射液100ml交替应用，以大补元气。恢复期：以补阳还五汤为基础临证加减，结合针灸、按摩、功能锻炼以及光量子自血疗法。10日为1个疗程。

【疗效】治疗32例，基本治愈13例，显著进步16例，进步2例，死亡1

例，总有效率为96.9%。患者意识障碍改善时间平均24小时。死亡者为高龄患者，并伴有多系统严重并发症。

【来源】余恒才. 直肠滴注通腑醒脑液治疗高血压脑出血32例疗效观察. 中西医结合实用临床急救，1999，6（1）：33－34

❀ 通脑灵合剂

大黄30g　桃仁20g　水蛭10g　郁金10g　胆南星10g

【用法】一般每日给服2剂，服药后大便每日超过5次者，改为1剂，连用14日。

【功效】凉血化瘀。

【适应证】**高血压脑出血（脑络血瘀证）。**

【临证加减】神昏者予以鼻饲，配合输液支持治疗，有明显颅内压增高者，给予呋塞米（速尿）或复方甘油制剂脱水，避免使用甘露醇、地塞米松等有抗氧化作用的药物。

【疗效】治疗57例，基本痊愈20例，显效17例，有效16例，无效2例，加重1例，总有效率为94.7%。

【来源】陈四清，杨廷光. 通脑灵合剂治疗高血压脑出血57例临床观察. 中国中医药科技，1998，5（6）：378－379

二、继发于梗死后的脑出血

脑梗死后脑出血亦称脑梗死后出血转换，是指缺血性脑卒中后由于梗死区血流再通而发生的脑出血。常发生在皮质的大、中等面积脑梗死之后，易被忽略，病死率高，有报道占脑梗死的3%～5%。脑梗死后脑出血多发生在梗死6～8日后，在基底节区和梗死周围多见。脑梗死后出血性转化是脑梗死急性期常见的并发症。当缺血性脑梗死发生时，缺血组织内发生多灶性继发性出血，其程度为小出血点到实质血肿，这种缺血性梗死区内的继发性出血称为脑梗死后出血。由于CT和MRI的广泛应用，脑梗死后出血的检出率较以往增多，对其研究也越来越受到重视。

继发于梗死后的脑出血属于中医学中风后遗症，其证多属本虚标实而侧重在本虚，本虚可见气虚、阴虚之证，但以气虚为多见；标实则以血瘀、痰浊为主。多由气血亏虚，风痰阻滞，从而导致血溢脑脉之外；病位在心、肝，涉及脉、气、血、脾、肾等脏腑组织器官；病机多属气虚血瘀、风痰瘀滞、肝阳化风。所以治疗以益气补血、涤痰通络、平肝熄风等法为主。运用中药辨证治疗脑梗死、脑出血的恢复期及后遗症期，的确有较好的效果。

❀ 补阳还五汤加味

黄芪 120g　当归 15g　川芎 20g　红花 10g　地龙 30g　赤芍 15g
桃仁 15g　胆星 10g　天麻 10g　苍术 15g　水蛭 10g　龙牡各 30g　草决明 20g　山楂 15g

【用法】水煎服，每次取汁 150ml。每日 3 次。并配针灸治疗 3 个月。

【功效】补气活血，化瘀通络。

【适应证】**继发于梗死后的脑出血（气虚血瘀证）**。症见：突然感觉舌强，语謇，逐渐口眼歪斜，肢体偏瘫，感觉障碍，舌苔白腻，脉弦滑。

【来源】蒲正荣，黄晓玲．补阳还五汤治疗脑血管病五则举隅．Journal of Practical Traditional Chinese Internal Medicine，2003，Vol. 17，No. 6：462

❀ 路藤二妙汤

胆南星 10g　法夏 10g　苍术 10g　黄柏 10g　路路通 15g　忍冬藤 15g　薏苡仁 20g　丹参 15g　石菖蒲 10g　生黄芪 15g　当归 10g　葛根 15g

【用法】每日 1 剂，每次煎水 200ml，每日服 3 次。

【功效】涤痰通络，活血化瘀。

【适应证】**短暂性脑缺血发作（痰瘀阻络证）**。症见：肢体乏力，有沉重感，行走不便，舌尖及口角麻木，口角歪斜，舌淡红、苔黄，脉滑。

【来源】刘双穗．路藤二妙汤治中风后遗症．江西中医药，2003（8）：16

三、肿瘤性脑出血

脑肿瘤在其增殖过程中由于多种因素作用，部分可发生出血即脑肿瘤性出血；由于临床症状不典型，常误诊为急性脑出血。

脑肿瘤性出血临床表现不典型，可类似脑血管病的表现。凡发病前有慢性颅内压增高或恶性肿瘤病史、脑肿瘤伽玛刀治疗史者，突发病情加重，并出现脑膜刺激征，应考虑到脑肿瘤出血的可能。CT 与 MRI 的临床应用使该病的诊断准确而迅速。出血部位与高血压脑出血不一样，占位效应明显，与血肿大小不成比，血肿周围有混杂密度灶，灶周有片状水肿带。垂体瘤卒中有液平面，上为血清，下为沉积物。在诊断脑肿瘤出血与出血类型方面，MRI 检查优于 CT 扫描。一般来讲，强化 CT 或 MRI 均能分辨或确定脑肿瘤出血的情况。对考虑脑肿瘤性出血的病人，应尽快进行 CT 或 MRI 影像学检查，以便及时确诊。

脑肿瘤性出血的临床表现：在发病前即有颅内占位性病变的表现，如头痛、头晕、恶心呕吐或脑定位体征等，或有恶性肿瘤病史；在此基础上突然病情加重。出现急性颅内压增高、剧烈头痛呕吐、脑膜刺激征、新的脑定位征、克氏征阳性等，少部分患者可在无明显症状体征的情况下突然发病，临床表现极似其他原因出血。突发的视力障碍则是垂体瘤出血的特点。

迄今为止，世界上对脑肿瘤的常规性治疗手段是手术切除加放疗、化疗。近年来，免疫治疗、抗血管形成及基因治疗等新疗法也开始由实验研究向临床应用过渡。然而，上述治疗手段方法都难以达到特别理想的效果。

脑肿瘤在中医文献中见于"真头痛"、"厥逆"、"头风"、"脑鸣"、"瘫痪"范畴，《灵枢·九针》记载"四时八风之客于经络之中，为瘤病者也"，《素问·奇病论》所谓"人有病头痛以数岁不已……当有所犯大寒，内至骨髓，髓者以脑为主，脑逆故令头痛……病名曰厥逆"。所以，脑肿瘤的产生是多种病因的综合作用。

痰、瘀、毒互结是该病主要的病理因素。痰是人的机体失其正常运化而滞留停积于体内的病理产物，痰之已成，留于体内，随气升降，无处不到，或阻于肺，或停于胃，或蒙心窍，或流窜经络，变生诸证；故朱丹溪说"凡人身上中下有块者，多是痰"，"痰之为物，随气升降，无处不到"。瘀血是血瘀的病理产物，血瘀较重时，局部血液逐渐淤积，结而形成瘀血、肿块，这种肿块持续存在，位置固定不移，导致了肿瘤的发生。《灵枢·百病始生篇》云："凝血蕴里不散，津液涩渗，著而不去，而积皆成也。"元·滑寿《难经本义》谓："积蓄也，言血脉不行，蓄积而成病也。"明·皇甫中《明医指掌》指出："人之气循环周流，脉络清顺流通，焉有瘤之患也。"至于毒，主要是指外感热毒及痰、瘀等病理产物久积体内，经络、脏腑气机阻碍，郁而生毒。因此痰、瘀、毒互结于脑内，脑部清阳之气失用，终至发为肿瘤。因此常用活血化瘀、软坚破结、清热解毒、扶正固本等治法。

🪷 解毒化瘀汤

土鳖虫 10g　茴香虫 5g　朱砂毒莲 15g　黄药子 15g　蚤休 30g
白花蛇舌草 30g　半枝莲 15g　三七粉 5g（冲服）

【用法】水煎服，每日 1 剂，分 3 次温服。另用桃仁 15g，红花 10g，飞天蜈松 10g，冰片 3g，血竭 10g，虻虫 10g，见血飞 10g，搜山虎 10g。研末，调醋外敷，2 天一剂。

【功效】清热解毒，化瘀除痰。

【适应证】**肿瘤性脑出血（余毒未尽、痰阻血瘀型）**。症见：术后头晕头痛，记忆力下降，四肢屈伸不利，自感无力。舌红，苔薄黄，脉涩。

【来源】谢德明，彭建明，等．中药内服外敷治疗脑肿瘤临床举隅．实用中医药杂志，1994，（4）：28

🪷 通络开窍汤

党参30g 黄芪30g 茯苓15g 双肾草30g 丹参20g 浮尸草
25g 破石珠15g 鳖甲10g 麝香0.1g（冲服）

【用法】水煎服，每日1剂，分3次温服。另用桃仁15g，红花10g，飞
天蜈蚣10g，冰片3g，血竭10g，虻虫10g，见血飞10g，搜山虎10g。研末调
醋外敷，2天一换。

【功效】补气活血，通络开窍。

【适应证】**肿瘤性脑出血（气虚血滞，阻遏经络型）**。症见：头昏耳鸣，
时而恶寒发热，舌淡边有瘀点，脉细涩。

【来源】谢德明，彭建明，等．中药内服外敷治疗脑肿瘤临床举隅．实用中医药杂
志，1994，（4）：28

🪷 活血通络汤

土鳖10g 茴香虫10g 黄药子10g 破石珠10g 丹参30g 朱砂
莲6g 鳖甲10g 见血清10g 水蛭6g 地龙10g

【用法】水煎服，每日1剂，分3次温服。另用桃仁15g，红花10g，飞
天蜈蚣10g，冰片3g，血竭10g，虻虫10g，见血飞10g，搜山虎10g，研末，
调醋外敷，隔日1换。

【功效】活血通络。

【适应证】**肿瘤性脑出血（瘀血阻络证）**。症见：头痛，头昏欲倒，面部
及四肢痛胀麻木，两眼视物模糊，行走困难，舌暗有紫斑，脉弦。

【来源】谢德明，彭建明，等．中药内服外敷治疗脑肿瘤临床举隅．实用中医药杂
志，1994，（4）：28

四、血液病原性出血

脑出血，俗称脑溢血，属于"脑中风"的一种。脑出血的病因众多，其

中由于各种血液系统疾病导致的大脑自发性出血者称之为"血液病原性出血"。主要包括白血病、再生障碍性贫血、血小板减少性紫癜、血友病等等。该病平时治疗以预防为主，主要针对原发病进行治疗，对于已经出血的患者则按照出血部位不同采取不同的治疗方案。

中医对于血液病原性原因导致的脑出血诊治主要针对出血部位及类型救治，稳定期内则主要针对原发病治疗。

（一）白血病

白血病是一类造血干细胞异常的克隆性恶性疾病。其克隆中的白血病细胞失去进一步分化成熟的能力而停滞在细胞发育的不同阶段。在骨髓和其他造血组织中白血病细胞大量增生积聚并浸润其他器官和组织，同时使正常造血受抑制，临床表现为贫血、出血、感染及各器官浸润症状。根据国外统计，白血病约占肿瘤总发病率的3%左右，是儿童和青年中最常见的一种恶性肿瘤。白血病的发病率在世界各国中，欧洲和北美发病率最高，亚洲和南美洲发病率较低。随着分子生物学技术的发展，白血病的病因学已从群体医学、细胞生物学进入分子生物学的研究。尽管许多因素被认为和白血病发生有关，但人类白血病的确切病因至今未明。目前在白血病的发病原因方面，仍然认为与感染、放射因素、化学因素、遗传因素有关。

而中医对于疾病的病因认识不外乎内因和外因两个方面。《素问·通评虚实论篇》说"精气夺则虚"，内因先天禀赋亏损，或饥饱、劳倦、情态郁结，致阴津亏乏，或心血暗耗，阳气偏亢，内火遂生，日久酿生热毒。有些学者认为，急性白血病的形成是因为体质因素，一些人体质属木旺火盛，体内生长之气过盛，收藏之气不足，久之五行制化不行，火盛水亏，细胞只增殖不分化。热毒越盛则病情发展越快，最终肿瘤细胞毁坏人体骨髓正常造血功能，导致重要脏器功能衰竭而死亡。急性白血病患者多死于感染和出血，也从一个侧面反映了热性病的特征。

复方青黛片

青黛50g　太子参100g　丹参50g　雄黄50g

【用法】以上药物按比例粉碎炮制，制成片剂每片0.25克，每日15片，分3次饭后口服，1周后逐渐加量至每日30片。

【功效】清热凉血。

【适应证】**白血病（热伤血络型）。**

【疗效】以复方青黛片为主治疗急性早幼粒细胞白血病60例，坚持用药1个月以上，完全缓解率达98.3%。

【来源】黄世林，郊爱，霞向阳，等．复方青黛片为主治疗急性早幼粒细胞白血病的临床研究．中华血液学杂志，1995，16（1）：26－27

（二）再生障碍性贫血

再生障碍性贫血（AA，再障）是一种骨髓造血功能衰竭症，主要表现为骨髓造血功能低下、全血细胞减少和贫血、出血、感染症候群。临床上骨髓穿刺及骨髓活检等检查用于确诊再障。再障罕有自愈者，一旦确诊，应积极治疗。我国相应的分型是急性和慢性再障，主要临床表现为贫血、出血及感染。一般没有淋巴结及肝脾肿大。其主要临床表现为：①出血：急重型者均有程度不同的皮肤黏膜及内脏出血。皮肤表现为出血点或大片瘀斑，口腔黏膜有血泡，有鼻衄、龈血、眼结膜出血等。深部脏器可表现为呕血、咯血、便血、尿血，女性有阴道出血，其次为眼底出血和颅内出血，后者常危及患者生命。轻型者出血倾向较轻，以皮肤黏膜出血为主，内脏出血少见；②贫血：有苍白、乏力、头昏、心悸和气短等症状。急重型者多呈进行性加重，而轻型者呈慢性过程。③合并各种感染。其出血是导致脑中风的重要原因。急性再障初期往往表现为反复高热、严重出血、贫血症状明显，并呈进行性加重，中医认为由温热毒邪耗精伤髓所致，故以凉血止血以减轻出血症状，清热解毒以解除毒邪之扰。

凉血解毒汤

羚羊角粉6g　琥珀粉10g　生地黄15g　牡丹皮15g　玄参15g

麦门冬15g　贯众10g　金银花15g　连翘16g　板蓝根10g　栀子12g

三七粉3g

【用法】水煎服，每日1剂，早晚各温服1次，冲服羚羊角粉、琥珀粉、三七粉。

【功效】凉血止血，清热解毒。

【适应证】**再生障碍性贫血（热伤血络型）**。

【疗效】上方治疗再生障碍性贫血（热伤血络型）30例，治愈5例，好转18例，无效7例，有效率76.7%。

【来源】杨淑莲，张文艺，王东侠. 凉血解毒汤治疗急性再生障碍性贫血的机制探讨. 中医杂志，2007，48（3）：230－231

（三）血小板减少性紫癜

特发性血小板减少性紫癜（ITP）亦称原发性或免疫性血小板减少性紫癜，其特点是外周血小板显著减少，骨髓巨核细胞发育成熟障碍，临床以皮肤黏膜或内脏出血为主要表现，严重者可有其他部位出血如鼻出血、牙龈渗血、妇女月经量过多或严重吐血、咯血、便血、尿血等症状，并发颅内出血是本病的致死病因。

慢性ITP多发病于20～50岁之间，女性发病率较男性高2～3倍，绝大多数慢性ITP患者缺乏前驱症状或病因。本病起病隐袭、症状多变，有些病例除发现血小板减少外，可无明显临床症状和体征，多数病例的临床表现为皮肤瘀点和瘀斑。

临床表现

1. 起病　慢性ITP以中青年女性为多见，男：女为1：3，一般起病缓慢或隐袭。急性型常见于儿童，男女比例相近，以秋冬季发病多见。约80%病人在起病前 1~3 周有上呼吸道感染特别是病毒感染史如：风疹、水痘、麻疹等。起病急骤，可有畏寒、发热。

2. 出血 出血症状相对较轻，常呈持续性或反复发作，持续发作是血小板减少，可持续数周或数月。缓解时间长短不一，可为一月、数月或数年。主要表现为皮肤、黏膜大小不等的瘀点、瘀斑，分布不均，可发生于任何部位，常先出现于四肢，尤以四肢远端多见。黏膜出血程度不一，以鼻及齿龈为多见，口腔黏膜出血、血疱次之，血尿及胃肠道出血也可见到。

3. 其他 出血过多、病程持续过久者可有贫血。本病一般脾不大，但反复发作者可有轻度脾肿大。

该病慢性型的病机大多属于脾虚失统，气不摄血，血溢脉外，偶兼瘀热。脾虚气不摄血是根本，瘀血是现象，瘀血形成以后反过来又抑遏痹阻耗伤正气。

❀ 加减归脾汤

三七（研面分 3 次冲服）10g 草珊瑚 20g 茜草根、黄芪各 30g 当归 15g 党参 30g 白术 12g 甘草 6g 木香 10g 龙眼肉 20g 酸枣仁 10g 生姜 3 片 大枣 3 枚

【用法】水煎服，每日 1 剂，早中晚各温服 1 次。

【功效】健脾益气，活血化瘀。

【适应证】**血小板减少性紫癜（脾气亏虚，气不摄血）。**

【临证加减】兼有血热者加大黄炭 15g，丹皮 12g。

【疗效】治疗组 22 例中显效 9 例，有效 7 例，好转 4 例，无效 2 例，总有效率 90.91%。

【来源】何文清. 加减归脾汤治疗特发性血小板减少性紫癜疗效观察. 辽宁中医杂志，2006，33（9）：1146－1147

（四）血友病

血友病是一组遗传性凝血因子缺乏引起的出血性疾病。在我国，血友病

的社会人群发病率为 5～10/10 万，婴儿发生率约 1/5000。典型血友病患者常自幼年发病，自发或轻度外伤后出现凝血功能障碍，出血不能自发停止；从而在外伤、手术时常出血不止，严重者在较剧烈活动后也可自发性出血。

典型血友病患者常自幼年发病、自发或轻度外伤后出现凝血功能障碍，出血不能自发停止；从而在外伤、手术时常出血不止，严重者在较剧烈活动后也可自发性出血，特别是出血关节、肌肉等出血，导致严重的关节肿胀及肌肉缺血坏死，长期发作可以影响骨关节的生长发育，导致关节畸形及肌肉萎缩，以致四肢（主要为下肢）活动困难，严重者不能行走。血友病的出血特点为：①出血不止：多为轻度外伤、小手术后；②与生俱来，伴随终身；③常表现为软组织或深部肌肉内血肿；④负重关节膝、踝关节等反复出血甚为突出，最终可致关节畸形，可伴骨质疏松、关节骨化及相应肌肉萎缩（血友病关节）。⑤出血的轻重与血发病类型及相关因子缺乏程度有关。

🪷 血友汤

太子参 15g　潞党参 10g　炙黄芪 20g　当归 15g　首乌 15g　鸡血藤 15g　制附片 10g　紫草 15g　茜草 15g　乌梅 15g　甘草 6g

【用法】水煎服。每日 1 剂，早晚各温服 1 次。

【功效】健脾益气。

【适应证】**血友病（脾气亏虚，脾不统血）**。

【疗效】26 例患者均在辨证分型的基础上服用血友汤，最快的服 1 剂出血即被控制，一般 3～5 剂，青紫肿胀包块亦渐消失。26 例患者全部有效。

【来源】郭昆."血友汤"治疗血友病的临床研究.江苏中医，1994，15（3）：41－42

五、淀粉样脑血管病出血

淀粉样脑血管病（CAA），亦可称为"嗜刚果红性血管病"，是一种颅内微血管病变，以淀粉样物质在大脑皮层、皮层下、软脑膜中、小血管的中膜和外膜内沉积为主要病理特征,亦可分布于毛细血管,但静脉少见,一般不伴有全身系统性淀粉样物质沉积,因此需与全身淀粉样变性的疾病如家族性淀粉样多神经病相鉴别。临床特点是反复多部位的血管破裂导致的多灶性自发性脑实质出血。CAA 已成为老年人原发性、非外伤性和非高血压性脑出血的常见病。约占原发性脑出血的 10%。脑血管淀粉样变属于隐匿性脑血管疾病,通常因脑出血而被发现,其出血部位及出血量可有很大变化,临床上缺乏特异性表现,常需尸检得以确诊。

CAA 是老年人脑叶出血最易忽视的病因之一。研究证实,淀粉样蛋白是由血管中膜的平滑肌细胞产生,是对血管壁损伤的一种反应,CAA 好发于老年人,并且随年龄增加发病率有明显增高,据此推测老年人机体对淀粉样蛋白的清除能力下降可能是 CAA 的发病机制,动脉粥样硬化和高血压造成的血管壁损伤是可能的潜在促进因素。

淀粉样脑血管出血归属于中医学中风病范畴,多由气血亏虚,脉道失养,从而导致血溢脑脉之外;病位在脑府,涉及脉、气、血、心、肝、脾、肾等脏腑组织器官;病机多属气虚血瘀、脉道瘀滞、肝阳上亢化风。所以治疗以益气补血、化瘀通脉、平肝熄风等法为主。而西医学对血管淀粉样变脑出血的手术治疗仍然存在着争议,有文献报道血管淀粉样变脑出血的手术止血困难,术后容易再出血,预后不良。因此,对血管淀粉样变脑出血的手术治疗应慎重,除非血肿量大,病人可能或已经发生脑疝者,才考虑手术治疗。因此,中医药保守治疗显得尤为突出和重要,临床治疗上还有待进一步研究。

❀ 补阳还五汤加味

黄芪 30g　当归 10g　川芎 10g　红花 10g　地龙 12g　赤芍 10g　桃仁 6g　丹参 20g　白术 10g　桂枝 10g

【用法】水煎服,取汁 150ml,每日 3 次。

【功效】益气补血,化瘀通脉。

【适应证】淀粉样脑血管病出血(气虚血瘀证)。

【疗效】治疗 30 例，基本痊愈 17 例，显效 8 例，有效 2 例，无效 3 例，总有效率为 90.0%。

【来源】江西中医药大学附属医院神经内科经验方

参芪八味汤

党参 15g　黄芪 30g　白术 10g　丹参 15g　石决明 10g　龙骨、牡蛎各 30g　当归 15g

【用法】每日 1 剂，煎水 200ml，分 3 次服。

【功效】益气活血，化瘀通络。

【适应证】**淀粉样脑血管病出血（气虚阻络证）。**

【疗效】治疗 28 例，基本痊愈 14 例，显效 9 例，有效 2 例，无效 3 例，总有效率为 89.3%。

【来源】江西中医药大学附属医院神经内科经验方

第三节　脑梗死

一、动脉粥样硬化性血栓性脑梗死

动脉粥样硬化性血栓性脑梗死属于脑梗死的一种，主要是由于动脉粥样硬化，导致血管内壁大量的粥样斑块形成，斑块不断变大导致破裂，形成血栓，这些血栓随着血液进入大脑内则形成脑梗死。是发生脑梗死最常见的病因，约占全部脑梗死的 60%。本病主要有以下因素导致：①血管壁本身的病变：最常见的是动脉粥样硬化，且常常伴有高血压、糖尿病、高脂血症等危险因素。其可导致各处脑动脉狭窄或闭塞性病变，但以大中型管径（≥

500μm）的动脉受累为主，国人的颅内动脉病变较颅外动脉病变更多见。其次为脑动脉壁炎症，如结核、梅毒、结缔组织病等。此外，先天性血管畸形、血管壁发育不良等也可引起脑梗死。由于动脉粥样硬化好发于大血管的分叉处和弯曲处，故脑血栓形成的好发部位为颈动脉的起始部和虹吸部、大脑中动脉起始部、椎动脉及基底动脉中下段等。当这些部位的血管内膜上的斑块破裂后，血小板和纤维素等血液中有形成分随后黏附、聚集、沉积形成血栓，而血栓脱落形成栓子可阻塞远端动脉导致脑梗死。脑动脉斑块也可造成管腔本身的明显狭窄或闭塞，引起灌注区域内的血液压力下降、血流速度减慢和血液黏度增加，进而产生局部脑区域供血减少或促进局部血栓形成，出现脑梗死症状。②血液成分改变：真性红细胞增多症、高黏血症、高纤维蛋白原血症、血小板增多症、口服避孕药等均可致血栓形成。少数病例可有高水平的抗磷脂抗体、蛋白C、蛋白S或抗血栓Ⅲ缺乏伴发的高凝状态等。这些因素也可以造成脑动脉内的栓塞事件发生或原位脑动脉血栓形成。③其他：药源性、外伤所致脑动脉夹层及极少数不明原因者。

　　近年对动脉粥样硬化的中医病因病机探讨，认为其外因为嗜食肥甘厚味，内因为脾肾不足，属本虚标实之证，脾肾不足为本，痰浊瘀血为标。故补肾活血法采用滋补肝肾、益气健脾，佐以行气活血以奏效，治疗动脉硬化有一定的疗效。

虫草地黄活血汤

　　　　冬虫夏草1g　熟地15g　山萸肉15g　山药10g　丹皮10g　茯苓15g　泽泻15g　丹参15g　川芎15g　三棱15g　莪术15g　柴胡15g

【用法】水煎服，每日1剂，早晚各温服1次。

【功效】活血祛瘀。

【适应证】**动脉粥样硬化性脑梗死（瘀血阻络型）。**

【疗效】治疗30例，总有效率73.3%。

【来源】张勉之，张大宁．补肾活血法治疗动脉粥样硬化56例．陕西中医，2002，

23（2）：128－129

灵蒲合剂

　　威灵仙1包（相当于饮片10g）　蒲黄1包（相当于饮片10g）
三棱1包（相当于饮片10g）　水蛭1包（相当于饮片3g）　大黄1
包（相当于饮片3g）　三七1包（相当于饮片3g）

【用法】诸药混合用开水冲服，每日1剂，分2次口服。

【功效】活血祛瘀。

【适应证】**动脉粥样硬化性脑梗死（瘀血阻络型）。**

【疗效】治疗53例，痊愈5例，显效16例，有效28例，无效4例。总
有效率92.4%。

【来源】张宪忠，杨峰，吕国庆，等．灵蒲合剂治疗颈动脉粥样硬化合并斑块的临
床研究．中国中西医结合急救杂志，2007，14（1）：17－18

调肝导浊汤

　　牛膝15g　薏苡仁15g　猪苓15g　茯苓15g　桃仁12g　红花12g
当归12g　川芎12g　赤芍12g

【用法】水煎服，每日1剂，早晚各温服1次。

【功效】活血祛瘀。

【适应证】**动脉粥样硬化性脑梗死（瘀血阻络型）。**

【疗效】以本方治疗36例，显效17例，有效13例，无效6例，总有效
率86.1%。

【来源】张柏丽，等．调肝导浊中药对大鼠主动脉平滑肌细胞增殖及胞内钙离子影
响的实验研究．北京中医药大学学报，2002，25（2）：25－27

通心络方

　　牛膝15g　薏苡仁15g　猪苓15g　茯苓15g　桃仁12g　红花12g

当归 12g　川芎 12g　赤芍 12g　益母草 30g　车前草 15g　泽泻 10g

【用法】水煎服，每日 1 剂，早晚各温服 1 次。

【功效】活血祛瘀。

【适应证】**动脉粥样硬化性脑梗死（瘀血阻络型）。**

【疗效】以本方治疗 30 例，治愈 9 例，显效 11 例，有效 6 例，无效 4 例，总有效率 86.67%。

【来源】王惠. 中药对细胞黏附分子表达的影响. 河南中医学院学报，2006，21（1）：78－81

🪷 四逆汤加减

附子 9g　甘草 6g　干姜 10g　桃仁 12g　红花 12g　当归 12g　川芎 12g

【用法】水煎服，每日 1 剂，早晚各温服 1 次。

【功效】活血祛瘀。

【适应证】**动脉粥样硬化性脑梗死（瘀血阻络型）。**

【疗效】以本方治疗 60 例，显效 32 例，有效 25 例，无效 3 例，总有效率 95.0%。

【来源】金明华，吴伟康，秦鉴，等. 四逆汤抗血管内皮脂质过氧化损伤作用. 中国临床康复，2003，7（15）：164－165

🪷 化痰祛瘀汤

薏苡仁 30g　黄柏 10g　川芎 10g　桂枝 10g　当归 10g　地龙 10g　牛膝 10g　半夏 10g　陈皮 10g　车前子 10g　陈皮 15g

【用法】水煎服，每日 1 剂，早晚各温服 1 次。

【功效】活血祛瘀。

【适应证】**动脉粥样硬化性脑梗死（瘀血阻络型）。**

【疗效】以本方治疗原发性痛风（风湿热痹型）30 例，治愈 9 例，显效 17 例，未愈 3 例，总有效率为 90.0%。

【来源】王悦，郦旦明. 化痰祛瘀汤治疗高脂血症疗效观察. 浙江中西结合杂志，1996，6（4）：232

调肝导浊方

黄芩 10g　知母 15g　紫草 15g　益母草 15g　丹皮 15g　川牛膝 10g　吴茱萸 10g　草薢 15g　白术 15g　苍术 15g

【用法】水煎服，每日 1 剂，早晚各温服 1 次。

【功效】活血祛瘀。

【适应证】**动脉粥样硬化性脑梗死（瘀血阻络型）。**

【疗效】以本方治疗 24 例，显效 5 例，有效 16 例，无效 3 例，总有效率为 87.5%。

【来源】张柏丽. 调肝导浊法中药抗高血脂及动脉粥样硬化的研究. 辽宁中医杂志，2002，29（8）：509－510

祛瘀消斑胶囊

猪苓 15g　茯苓 15g　桃仁 12g　红花 12g　当归 12g　川芎 12g　赤芍 12g

【用法】以上药物按以上比例经煎煮、浓缩、干燥、粉碎，装胶囊，0.3g/粒。口服 6 粒，每日 3 次。

【功效】活血祛瘀。

【适应证】**动脉粥样硬化性脑梗死（瘀血阻络型）。**

【疗效】以本方治疗 30 例，显效 14 例，有效 12 例，无效 4 例，总有效率 86.67%。

【来源】赵玉霞，等. 祛瘀消斑胶囊对动脉粥样硬化组织学构成的临床研究. 上海

中医药杂志，2001，12（5）：13－14

🪷 理脾化痰方

薏苡仁 15g　猪苓 15g　茯苓 15g　桃仁 12g　红花 12g　当归 12g

川芎 12g　赤芍 12g　泽泻 10g

【用法】水煎服，每日 1 剂，早晚各温服 1 次。

【功效】活血祛瘀。

【适应证】动脉粥样硬化性脑梗死（瘀血阻络型）。

【疗效】以本方治疗 42 例，临床治愈 9 例，显效 16 例，有效 14 例，无效 3 例，总有效率为 92.85%。

【来源】赵学军，等．理脾化痰方抗家兔早期食饵性动脉粥样硬化症实验研究．山东中医药大学学报，2001，25（6）：461－462

🪷 四妙勇安汤加味

金银花 15g　玄参 15g　当归 10g　甘草 6g　山药 10g　丹皮 10g

茯苓 15g　泽泻 15g　丹参 15g　川芎 15g　三棱 15g　莪术 15g　柴胡 15g

【用法】水煎服，每日 1 剂，早晚各温服 1 次。

【功效】活血祛瘀。

【适应证】动脉粥样硬化性脑梗死（瘀血阻络型）。

【疗效】以本方治疗 25 例，治愈 13 例，好转 10 例，未愈 2 例，总有效率为 92.0%。

【来源】朱宏斌，郝建军，朱旭．四妙勇安汤对动脉粥样硬化大鼠 SOCSl 和 SOCS3 的影响．中国医院药学杂志，2013，（6）103－104

二、脑栓塞

（一）心源性脑栓塞

心源性脑栓塞（CCE）是指心脏内的脱落栓子阻塞脑供血动脉，导致相应供血区域脑组织发生缺血性坏死的脑血管疾病，是心脏病的重要并发症之一。CCE 是脑栓塞的最常见类型，占栓塞的 70%。其起病急骤，症状重，梗死面积大，病情迅速进展达高峰，预后差。由于本病易合并梗死后出血，故不宜溶栓治疗。但是 CCE 也是可预防性较强的脑血管疾病。

心源性脑栓塞常见的高危因素有：①心房病变，如心房纤颤（持续性或阵发性）、持续性房扑、病窦综合征、左房血栓、左心耳血栓、左房黏液瘤。②瓣膜病变，如二尖瓣狭窄、人工心脏瓣膜病、感染性心内膜炎、非细菌性血栓性心内膜炎。③心室病变，如左室血栓、左室黏液瘤、急性前臂心梗、扩张性心肌病。常见的低危或危险水平尚未确定的危险因素有：①心房病变，如房间隔瘤、左房自发性回声增强。②瓣膜病变，如二尖瓣环钙化、二尖瓣脱垂、钙化型主动脉瓣狭窄。③心室病变，如左室节段性运动障碍、肥厚性心肌病、充血性心力衰竭。④右向左分流，是指由于存在右向左分流的异常通道，使静脉系统的栓子经右心进入左心再进入脑循环。

心源性脑栓塞属中医学中风范畴，乃心悸胸痹的变证，中风的形成有各种原因，但其基本病机总属阴阳失调，气血逆乱。病位在心、脑，与肝、肾密切相关。病理基础则为肝肾阴虚。病理因素主要为风、火、痰、气、瘀，其形成与脏腑功能失调有关。这些因素之间可以互相影响或兼见同病，如风火相煽，痰瘀互结等。严重时风阳痰火与气血阻于脑窍，横窜经络，出现昏仆、失语等。病理性质以本虚标实、虚实夹杂为特点，虚指气（阴）虚，实指风痰瘀，故风痰瘀虚属本病的主要病机。

🪷 消栓宁心汤

人参 15g　黄芪 30g　天麻 12g　地龙 15g　石菖蒲 15g　甘松 12g

丹参 18g　水蛭 6g　麦冬 12g　五味子 9g　炙甘草 10g　琥珀粉 3g

【用法】水煎服，每天 2 次，每日 1 剂。

【功效】益气养阴，熄风通络，开窍宁神，理气化瘀。

【适应证】**心源性脑栓塞（气虚血瘀证）**。症见：半身不遂，偏身麻木，舌强言謇或不语，或口舌歪斜，兼见面白神疲，气短乏力，心悸自汗，舌淡暗，苔白，脉沉细或细弦。

【临证加减】痰盛加胆南星 15g，竹茹 15g，川贝 15g；躁动不安者加大黄 15g，石膏 50g；口眼歪斜加白附子 10g，僵蚕 15g，全蝎 10g，蜈蚣 3 条；语言蹇涩或失语加菖蒲 15g，远志 15g；头痛加珍珠母 25g，牡蛎 50g；神昏加羚羊角 2g（单煎）。上肢瘫或不遂加桂枝 15g，桑枝 15g；下肢瘫或不遂加牛膝 15g，木瓜 20g，桑寄生 20g；遗尿者加益智仁 15g，桑螵蛸 50g。

【疗效】治疗 1 个疗程后，治疗组显著好转 14 例，好转 26 例，无效 5 例，死亡 1 例，有效率为 86.9%。

【来源】刘兰印. 消栓宁心汤治疗急性心源性脑栓塞临床研究. 中医学报，2011，26（155）：473－474

❀ 丹芪汤

黄芪 120g　丹参 30g　赤芍 30g　当归 30g　桃仁 15g　红花 15g

鸡血藤 15g　陈皮 20g　半夏 20g　竹茹 30g　石菖蒲 30g　天竺黄 30g

天麻 60g　僵蚕 20g　全蝎 20g　枳壳 30g　牛膝 45g　葛根 60g　郁金 45g

【用法】每次 1 丸，每日 2 次，长期口服。

【功效】益气活血，熄风化痰。

【适应证】**动脉源性脑栓塞（气虚痰瘀）**。症见：半身不遂，偏身麻木，舌强言謇或不语，或口舌歪斜，兼见面白神疲，气短乏力，舌淡暗，苔白腻，脉沉滑或弦滑。

【疗效】随访 5~6 年，存活率为 83.3%，提示本品能稳定治疗缺血性脑卒中的效果。

【来源】杨昌．丹芪汤治疗脑血栓形成 37 例临床观察．湖北中医，1997，（3）：7－8

水蛭蠲痹汤

水蛭 10g　炮山甲 10g　川芎 10g　当归 10g　乌梢蛇 10g　干地龙 10g　伸筋草 30g　甘草 5g

【用法】水煎服　每天 1 剂，10 天为一个疗程。

【功效】活血化瘀，熄风通络。

【适应证】**心源性脑栓塞（瘀血闭阻）**。症见：半身不遂，偏身麻木，舌强言謇或不语，或口舌歪斜，舌下脉络迂曲，舌质紫暗或有瘀斑、瘀点等。

【临证加减】气虚血瘀型加黄芪 50g，党参 10g；痰湿瘀阻型加半夏 10g 石菖蒲 10g；肝阳上亢型加天麻 10g，钩藤 15g，龟板 15g。

【疗效】治愈 12 例，显效 14 例，有效 8 例，总有效率 100%。

【来源】王明礼，王萍，等．水蛭蠲痹汤治疗脑梗死 34 例．实用医学杂志，1997，13（6）：411－412

涤痰化瘀汤

生黄芪 20g　赤芍 20g　地龙 20g　茯苓 20g　桃仁 15g　当归 10g 生地黄 12g　甘草 12g　柴胡 12g　陈皮 12g　清半夏 10g　红花 10g 枳壳 10g　川芎 10g　石菖蒲 10g　竹茹 10g　胆南星 10g　大黄 4g

【用法】水煎服，每天 2 次，每日 1 剂。

【功效】涤痰化瘀。

【适应证】**气滞血瘀，气壅聚液成痰的中风患者**。症见：偏瘫，语言不利，记忆减退，形体肥胖，舌质暗红，苔白腻，脉濡数。

【疗效】治疗 15 例，基本痊愈 2 例，有效 10 例，无效 3 例。

【来源】江西中医药大学附属医院神经内科经验方

🪷 麝香抗栓丸

水蛭 10g　麝香 2g　三七 60g　天麻 120g　乌梢蛇 60g　大黄 30g　黄芪 120g　赤芍 60g　当归尾 90g

【用法】每 3g 为一丸，每次 1 丸，每日 3 次，口服。

【功效】活血化瘀，搜风通络。

【适应证】**心源性脑栓塞之气滞血瘀证**。症见：半身不遂，偏身麻木，舌强言謇或不语，或口舌歪斜，兼见胸胁胀痛，善太息，舌质紫暗，脉弦涩。

【疗效】治疗 2 周后，治愈 97 例，显效 207 例，好转 103 例，无效 35 例，总有效率 92.1%，病程在 1 个月以内疗效最好，1 年以上疗效差，以气滞血瘀型疗效最好。

【来源】南征，刘冠军．麝香抗栓丸治疗脑血栓形成 442 例观察．中医杂志，1992，(1)：33

🪷 通腑化痰方

法半夏 12g　制南星 12g　茯苓 15g　陈皮 9g　枳实 9g　菖蒲 9g　栀子 9g　黄连 6g　远志 6g　瓜蒌 30g　生大黄 9～15g　芒硝 6～9g

【用法】水煎服，每天 2 次，每日 1 剂。

【功效】通腑化痰，清心开窍。

【适应证】**脑血栓形成急性期痰热腑实证**。症见：除中风共有主症外，兼有腹胀，便干，便秘，头晕目眩，咯痰或痰多，舌质暗红或暗淡，苔黄腻，脉弦滑或偏瘫侧弦滑而大。

【疗效】中风患者 30 例，经治疗 14～60 天后，基本痊愈 16 例，好转 10 例，有效 4 例，总有效率 100%。

【来源】王俊国．通腑化痰法治疗中风 30 例．湖北中医杂志，1986，(5)：9

加味补阳还五汤

黄芪 30g　川芎 15g　太子参 15g　赤芍 10g　当归 10g　地龙 10g
水蛭 6g　桑枝 20g

【用法】水煎服，每天 2 次，每日 1 剂。

【功效】益气，活血，通络。

【适应证】**心源性脑栓塞（气虚血瘀证）**。症见：为半身不遂、口舌歪斜、言謇或失语，伴面色淡白、气短乏力、口角流涎，自汗出，心悸，舌暗淡，苔白、脉细结或促。

【临证加减】失语加菖蒲、郁金；气阴两虚明显加太子参、五味子；胸闷心悸加生龙骨、牡蛎、丹参、瓜蒌、桂枝。阴虚风动型以大定风珠汤加减：生地 15g，玄参 10g，生白芍 15g，当归 10g，川芎 10g，木瓜 10g，生龙骨、牡蛎各 15g，五味子 10g。风痰瘀阻型以大秦艽汤加减。痰热腑实型以星蒌承气汤加减。

【疗效】治疗 30 例，基本痊愈 14 例，显著进步 8 例，进步 6 例，无变化 2 例，有效率为 93.3%。

【来源】马启明，要维英，张悟棠，等. 补阳还五汤治疗风心病并发脑栓塞 30 例观察. 中西医结合心脑血管杂志，2005，3（8）：738 – 739

祛瘀化痰通脉汤

土鳖虫 10g　水蛭 3g　桃仁 10g　红花 6g　石菖蒲 18g　胆南星
地龙　川芎各 10g　鸡血藤 30g　黄芪 30g

【用法】水煎服，每天 2 次，每日 1 剂。

【功效】活血祛瘀，化痰通络。

【适应证】**心源性脑栓塞（痰瘀互阻证）**。症见：主症均为半身不遂、口舌歪斜、言謇或失语，伴面色淡白、气短乏力、口角流涎，自汗出，心悸，舌暗淡，苔白、脉细结或促。

【临证加减】肝肾阴虚者加龟板、鳖甲；胸闷心悸者加生龙牡、桂枝、瓜蒌皮；阳虚重者加制附子、干姜、肉桂；神昏重者加郁金等。

【疗效】治疗31例，基本痊愈9例，显著进步14例，进步6例，无变化2例，有效率为93.55%。

【来源】罗列波，李武丰．祛瘀化痰通脉汤合参麦注射液治疗心源性脑栓塞疗效观察．湖北中医杂志，2010，32（4）：4-5

🪷 王氏验方

红参10~20g（另炖）　黄芪15~90g　赤芍15~25g　当归20~30g　川芎10~20g　地龙30g　瓜蒌皮15~30g　薤白10~15g　益母草10~30g　琥珀0.5~2g（冲）

【用法】水煎服，每天2次，每日1剂。

【功效】益气，活血，通络。

【适应证】**心源性脑栓塞（气虚血瘀证）**。症见：半身不遂、口舌歪斜、言謇或失语，伴面色淡白、气短乏力、口角流涎，自汗出，心悸，舌暗淡、苔白、脉细结或促。

【临证加减】气阴两虚明显者，西洋参易红参，加麦冬、五味子；失眠者加柏子仁、炒酸枣仁；意识不清者加郁金、菖蒲，并服安宫牛黄丸；阴虚阳亢明显者减红参，加珍珠母、生龙骨；头痛明显者加郁李仁、花粉、葛根；便秘者加瓜蒌仁、大黄等。

【疗效】治疗30例，基本痊愈21例，显著进步5例，进步3例，无变化2例，有效率为93.5%。

【来源】王平．中药为主治疗房颤和心衰所致脑栓塞60例临床分析．河南中医，1998，18（3）：153

🪷 刘氏验方

钩藤15~30g　生石决明30g　生石膏30g　瓜蒌30g　生川大黄

9g　川芎 9～15g　土鳖虫 9g　桃仁 9g　红花 10g

【用法】水煎服，每天 2 次，每日 1 剂。

【功效】舒肝通腑，化痰活血。

【适应证】**风血郁型**。症见：口渴、活强、失语、偏瘫、嗜睡、昏迷，舌质红舌苔黄厚，脉弦数有力。多见于脑栓塞初期或伴颅压增高者。

【临证加减】有意识障碍者，原方加安宫牛黄丸 1 丸冲服，每日 2 次。至宝丹更佳。舌红，脉细数者，去石膏、瓜蒌、川大黄，加生地、玄参、白芍。大便不通加芒硝，痰多失语苔腻者加菖蒲、郁金、竹沥、天竺黄。

【来源】刘思，刘念文．中西医结合治疗脑栓塞 33 例．实用医学杂志，1991，7（1）：41-42

🪷 地黄饮子加减

生地 20g　山萸肉 10g　麦冬 10g　石斛 12g　牛膝 9g　巴戟天 15g　肉苁蓉 15g　菖蒲 9g　远志 9g　肉桂 15g　黄芪 30g　川芎 9g　全蝎 3～9g

【用法】水煎服，每天 2 次，每日 1 剂。

【功效】补肾填精，熄风活血。

【适应证】**肾虚血瘀型**。症见：意识朦胧或痴呆健忘，舌强语謇、晕眩、偏瘫，大小便失禁，舌质红干，舌苔白或黑润，脉沉细弱或虚大无力，多见脑栓塞后遗症或脑软化者。

【来源】刘思，刘念文．中西医结合治疗脑栓塞 33 例．实用医学杂志，1991，7（1）：41-42

（二）动脉源性脑栓塞

动脉源性脑栓塞，是指来自颅内外大血管的动脉粥样硬化斑块和血栓脱落所致动脉到动脉栓塞，如来自颅外动脉（主动脉弓，颈总动脉，颈内动脉起始部，椎动脉，无名动脉）或颅内动脉（颈内动脉，大脑前、中、后动脉、椎动脉，基底动脉），其他来源于动脉的栓子见于动脉夹层、动脉瘤样扩张或梭形动脉瘤以及医源性异物栓塞，引起的相应供血区域组织缺血、坏死，导致突然发生的局灶性神经动能缺损症状。

一旦发现，应该立即做一下检查，以明确诊断。

（1）脑CT扫描：脑CT对于明确梗死部位、大小、及周围脑水肿情况有较大价值。若为出血性梗死，可见在低密度灶内可见高密度出血影。

（2）脑MRI检查：对于患病早期和怀疑病变部位在颅后窝或病变部位较小者应选择脑MRI检查。能较早发现梗死灶及小的栓塞病灶，对脑干及小脑病变脑MRI检查明显优于CT。

（3）脑脊液检查：一般不作为缺血性脑血管病的常规检查，脑栓塞患者脑脊液检查多数正常，出血性梗死时脑脊液中可有红细胞增多，脑水肿明显者，可有脑脊液压力增高。

（4）DSA、MRA、经颅多普勒超声检查：可提示栓塞血管，如血管腔狭窄、动脉粥样硬化溃疡、血管内膜粗糙等。DSA能够发现较小的血管病变并及时给予介入治疗；脑MRA无创，简单，可以排除大血管的病变，帮助了解血管闭塞的部位及程度；血管超声检查经济、方便，能够及早发现大血管的异常并可探及微栓子的信号。

西医治疗一般重视病因治疗，防止栓塞再发，适宜的抗凝治疗能显著改善脑栓塞的长期预后。无论何种抗栓治疗，尤其是抗凝治疗，在使用前都应该充分与患者及家属沟通治疗获益与风险。

按中医急则治其标的原则，应先以祛邪为主，可用熄肝风、清化痰热，活血通络，通腑泄热等治则。当然在论以通腑泄热治疗的时候，又应想到本虚的一面，以防耗损正气，对以后病情恢复不利。临床表现较轻或到恢复期证候内实转虚，而治则重在"本虚"，上盛下虚而侧重在"下虚"。其虚有气虚、阴虚之分，但以气虚为多见，按缓则治其本的原则应以扶正培本为主。还有一条原则是标本兼治治疗应灵活掌握，可根据不同情况采用益气活血，育阴通络，滋阴潜阳，健脾化痰。

泻心通腑汤

　　黄芩10g　天麻10g　莪术10g　黄连10g　大黄5g　泽泻20g　白术15g　全蝎6g　红花3g

【用法】水煎取汁，以鼻饲、口服和保留灌肠方式给药。

【功效】泻心通腑，熄风通络。

【适应证】**急性期有内风、邪热、痰浊、血瘀、腑实等标实症状者。**症见：除中风共有主症外，兼有腹胀，便干，便秘，头晕目眩，咯痰或痰多，舌质暗红或暗淡，苔黄腻，脉弦滑或偏瘫侧弦滑而大。

【疗效】治疗162例，临床痊愈146例，好转14例，无效2例，总有效率98.7%。

【来源】万远铁，高春华，查丽.泻心通腑法治疗中风病162例疗效观察.湖北中医，1991，(4)：8-9

祛瘀化痰通脉汤

　　土鳖虫10g　水蛭3g　桃仁10g　红花6g　石菖蒲18g　胆南星、地龙、川芎各10g　鸡血藤30g　黄芪30g

【用法】水煎服，每天2次，每日1剂。

【功效】补气活血，化痰开窍，疏通脑脉。

【适应证】**动脉源性脑栓塞（痰瘀阻窍）。**症见：除中风共同表现外，兼见头晕目眩，舌质淡暗，苔薄白或白腻，脉弦滑等症状。

【临证加减】肝肾阴虚者加龟板、鳖甲；胸闷心悸者加生龙牡、桂枝、瓜蒌皮；阳虚重者加制附子、干姜、肉桂；神昏重者加郁金等。

【疗效】治疗31例，基本痊愈9例，显效14例，有效6例，无效2例，总有效率93.55%。

【来源】罗列波，李武丰，等.祛瘀化痰通脉汤合参麦注射液治疗心源性脑栓塞疗效观察.湖北中医杂志.2010，32（4）：18-19

加味温胆汤

陈皮、半夏、竹茹、枳实各 10g　茯苓 12g　粉甘草 10g　胆南星 10g　竹沥 10g　地龙 15g　鸡血藤 15g　海风藤 15g

【用法】水煎服，每天 2 次，每日 1 剂。

【功效】理气化痰，熄风通络。

【适应证】**痰瘀阻络证**。症见：除中风共同表现外，兼见头目眩晕，舌苔白厚腻，脉滑等症状。

【临证加减】寒痰加白芥子 10g，白附子 10g，石菖蒲 15g，郁金 20g。

【疗效】治愈 46 例，好转 63 例，无效 15 例，总有效率 88%。

【来源】吴金莲. 缺血性脑血管病 124 例辩证治疗小结. 湖南中医学院学报，1993，(4)：22－24

化瘀丸

甲珠 20g　王不留行 30g　桃仁 60g　红花 60g　女贞子 120g　枸杞子 120g　水蛭 20g　清半夏 60g　瓜蒌 90g

【用法】上药和蜜为丸，每丸含生药 9g，早晚各 1 次，每次 1 丸，6 周为一疗程。

【功效】滋阴养血，活血通络。

【适应证】**阴虚血瘀证**。症见：除中风共有主症外，兼有烦躁失眠，眩晕耳鸣，手足心热，舌质红或绛，苔少或无苔，脉细弦或弦细数。

【疗效】36 例脑梗死患者，痊愈 25 例，占 69.4%；基本治愈 6 例，好转 4 例，无效 1 例，总有效率 97.1%。

【来源】罗文儒，等. 化瘀丸治疗心、脑血管内淤血病 52 例疗效观察. 实用中西医结合杂志，1991，4 (2)：84

🪷 通脉治瘫汤

生黄芪 30～90g　　生大黄 6～10g（后入）　　水蛭粉 3g（吞服）
三七粉 3～5g（吞服）　　胆星 10g　　石菖蒲 10g　　地龙 12g

【用法】水煎服，每天 2 次，每日 1 剂。

【功效】益气祛瘀涤痰。

【适应证】**动脉性脑栓塞（气虚痰瘀互阻）**。症见：除中风共有症状外，还有面色㿠白，气短乏力，自汗出，心悸便溏，舌质暗淡，苔白腻，脉沉细涩或细缓或弦涩。

【临证加减】意识障碍者加安宫牛黄丸；肝火盛者加龙胆草、黄芩、白芍，阳亢风动者加代赭石（先煎），生龙、牡（先煎），羚羊角粉（吞服）、天麻；肝肾阴亏者加茱萸肉、熟地、龟板（先煎）；痰热盛者加天竺黄、枳实、竹沥水（冲服）；阳气虚者加桂枝、党参、冬术。

【疗效】治愈 19 例（思维正常、肢体活动自如，语言清楚，生活自理）。显效 17 例（思维正常、语言清楚、病残肢体肌力恢复到Ⅳ级以上、生活基本自理）。有效 4 例（思维正常、病残肢体肌力提高Ⅰ级以上，语言较前清楚、部分生活需人帮助）。无效 2 例（思维、语言、肢残无改善）。总有效率 95.2%。有效病例治疗时间最短 23 天、最长 104 天，平均 57 天。

【来源】张茂信．通脉治瘫汤治疗脑梗死 42 例．河北中西医结合杂志，1996，5（2）：64

🪷 三虫散

水蛭　　蜈蚣　　干地龙各等份

【用法】共研细末装袋，每袋 15g，每日 5g，分 3 次空腹黄酒冲服。

【功效】破血逐瘀，搜风通络。

【适应证】**动脉源性脑栓塞**。症见：除中风主症外，兼见偏身麻木，神识昏蒙，半身不遂，口眼歪斜，舌强语謇等。

53

【疗效】治疗50例，结果治愈27例，显著进步13例，进步6例，无效4例，总有效率92%。

【来源】管淑兰．三虫散治疗脑梗死50例疗效观察．北京中医药大学学报，1997，(5)：52

抵挡汤加味

水蛭15g 大黄10g 山药75g 虻虫3g 桃仁12g 甘草10g

【用法】水煎服，每天2次，每日1剂。

【功效】破血逐瘀。

【适应证】**动脉源性脑栓塞**。症见：半身不遂，口舌歪斜，舌强不语，肢体麻木，舌质紫暗或有瘀斑瘀点，脉弦涩。

【疗效】治疗68例，结果基本治愈29例，显著进步23例，进步14例，无效2例，总有效率97%。

【来源】蒋超，蒋翅，李振卿，等．抵挡汤加味治疗脑栓塞形成68例．国医论坛，1989，(5)：24

滋潜通络汤

生龙骨30g 生牡蛎30g 生石决明30g 牛膝30g 当归尾30g

水蛭5g 白花蛇10g 丹参30g 鸡血藤50g 生地黄30g 白芍15g

甘草6g

【用法】水煎服，每天2次，每日1剂。

【功效】滋阴潜阳，活血祛瘀，通络。

【适应证】**肝阳暴亢、风火上扰证**。症见：除中风共有主症外，兼有眩晕头痛，面红目赤，口苦咽干，心烦易怒，尿赤便干，舌质红或绛，苔薄黄，脉弦有力等肝阳上亢、风火上扰表现。

【临证加减】上肢偏瘫严重者加桑枝30g，姜黄10g，桂枝5g；下肢偏瘫严重者可重用牛膝 45g，木瓜 20g，桑寄生 30g；语言謇涩明显者可选加白附子 10g，石菖蒲 15g，僵蚕 10g；口角歪斜者加蜈蚣 3 条，全蝎 10g。

【疗效】100 例动脉硬化性脑栓塞患者，基本痊愈 30 例，显效 45 例，好转 22 例，无效 3 例，总有效率 97%。

【来源】傅振江. 自拟滋潜通络汤治疗动脉硬化性脑梗死 100 例疗效观察. 河北中医，1991，13（1）：1

❧ 豨莶至阴汤

九制豨莶草 50g　干地黄 12g　盐知母 20g　当归 15g　枸杞子 15g　炒赤芍 20g　龟板 10g　牛膝 10g　甘菊花 15g　郁金 15　丹参 15g　黄柏 5g

【用法】水煎服，每天 2 次，每日 1 剂。

【功效】养阴清热，通经活血。

【适应证】**阴虚火旺，脉络瘀阴证**。症见：除中风共有主症外，咽干思饮，心烦易怒，尿赤便干，舌质红或绛，苔薄少津，脉弦细数。

【临证加减】肝阳亢盛，风火上扰者加龙胆草 12g，栀子 15g；风痰瘀血阻络者去生地，加半夏 12g，天麻 12g；痰热腑实，风痰上扰者加芒硝 15g。

【来源】崔应珉. 中华名医名方薪传－脑病. 郑州：郑州大学出版社，138－139

（三）脂肪性脑栓塞

脂肪性脑栓塞是指，由于骨折或者外伤造成的脂肪栓子随血流进入脑动脉造成的血管阻塞，引起相应的供血区域的脑组织缺血坏死，导致突然发生的局灶性神经功能缺损的症状。

脂肪栓塞的栓子常来源于长骨骨折、脂肪组织严重挫伤和烧伤，这些损伤可导致脂肪细胞破裂和释放出脂肪滴，由破裂的骨髓血管窦状隙或静脉进入血循环引起脂肪栓塞。脂肪肝时，由于上腹部猛烈挤压、撞击，使干细胞破裂释出脂滴进入血流。在非创伤性的疾病如糖尿病、酗酒和慢性胰腺炎血脂过高或精神受激烈刺激，过度紧张使呈悬乳状态的血脂不能保持稳定而游离并互相融合形成脂肪滴。直径小于 20μm 的脂肪栓子可通过肺泡壁毛细血管经肺静脉至左心达体循环的分支，引起全身多器官的栓塞，最常阻塞脑的血管。

本病任何年龄均可发病，以青壮年较多见，起病急，症状常在数秒或数分钟内达到高峰，表现为偏瘫、失语等局灶性神经功能缺损。头颅 CT 和 MRI 有助于明确诊断。但是要结合病史。西医治疗脂肪栓塞时，一般采用肝素、低分子右旋糖酐（不能用于对本药过敏者）、5% 的碳酸氢钠及脂溶剂（如酒精溶液）等，有助于脂肪颗粒的溶解。对于脑栓塞的预防非常重要，主要是进行抗凝和抗血小板治疗，能防止被栓塞的血管发生逆行性的血栓形成和复发。

本病在中医属于中风范畴。由于患者脏腑功能失调，或气血素虚，加之劳倦内伤、忧思恼怒、饮酒饱食、用力过度，而致瘀血阻滞、痰热内蕴，或阳化风动、血瘀气逆，导致脑脉痹阻或血溢脑脉之外，引起昏仆不遂，发为脑梗死。其病位在脑，与心、肾、肝、脾密切相关。其病机概而论之有虚（阴虚、阳虚）、火（肝火、心火）、风（肝风、外风）、痰（风痰、湿痰）、气（气虚、气逆）、血（血瘀）六端，此六端多在一定条件下相互影响，相互作用。

本病除了西医的常规治疗之外，也可以配合中药进行治疗，往往可以达到很好的疗效。

益气通络汤

黄芪 100g　当归 50g　地龙 10g　川芎 10g　丹参 25g　土鳖虫 15g　鸡血藤 25g

【用法】水煎服，每天 2 次，每日 1 剂。

【功效】益气通络。

【适应证】**脑血栓患者属气虚邪中，痹阻脉络，气血运行不畅而致者。症**

见：除中风共有主症外，还有面色㿠白，气短乏力，自汗出，心悸便溏，舌质暗淡，苔薄白或白腻，脉沉细，细缓或细弦。

【临证加减】痰盛加胆南星15g，竹沥15g，川贝15g；躁动不安加大黄15g、石膏50g；口眼歪斜加白附子10g、僵蚕15g、全蝎10g，蜈蚣3条；语言謇涩或失语加石菖蒲15g、远志15g；头痛加天麻15g、珍珠母25g、牡蛎50g；神昏加羚羊角2g（单煎）。上肢瘫或不遂加桂枝15g、桑枝15g；下肢瘫痪或不遂加牛膝15g、木瓜20g、桑寄生20g；遗尿者加益智仁15g、桑螵蛸50g。

【疗效】68例住院病人，平均住院天数26天，其中痊愈51例，占75%；显效13例，占19%；无效4例，占6%；总有效率为94%。

【来源】康连智，等. 益气通络汤治疗脑栓塞68例. 吉林中医药，1984，(5)：15

何氏通脉汤

桃仁10～15g　红花10～15g　当归10～30g　赤芍15g　川芎10～15g　穿山甲10g　鸡血藤30g

【用法】水煎服，每天2次，每日1剂。

【功效】化瘀通脉。

【适应证】**脑栓塞形成**。症见：半身不遂，言语謇涩或不语，口舌歪斜，偏身麻木等。

【临证加减】气虚加党参、黄芪、黄精等；阴虚加白芍、生地、玄参等；失语者加菖蒲、郁金；高血压者加野菊花；便秘者选加生地、玄参、麦冬、火麻仁、大黄、芒硝等；伴呼吸道感染者可选加清热祛痰之品；病重者加丹参、苏木、三棱、莪术等。

【来源】北京第二医院附属宣武医院何筱山主任医师验方

祛痰通络饮

半夏9g　胆南星9g　陈皮9g　云茯苓15g　菖蒲9g　郁金9g　牛

膝 12g　地龙 9g　丹参 30g　甘草 6g

【用法】水煎服，分早晚 2 次温服，日 1 剂。

【功效】化痰通络。

【适应证】**中风痰浊阻络型**。症见：半身不遂，口眼歪斜，言语謇涩，口角流涎，胸闷，恶心呕吐，舌体胖，苔黄腻或白腻，脉滑。

【临证加减】胸闷重者加瓜蒌 15～30g；恶心呕吐严重者去胆南星，加竹茹 9g、生姜 9g；流涎多者，加桂枝 9g、白术 9g；偏热者加黄芩 9g。

【来源】李洪谦，等．中西医结合治疗中风 100 例临床观察．山东中医杂志，1983，(6)：22－24

🪷 通腑化痰汤

法半夏、制南星各 12g　茯苓 15g　陈皮、枳实、菖蒲、栀子各 9g黄连、远志各 6g　瓜蒌 30g　生大黄 9～15g　芒硝 6～9g

【用法】水煎服，每天 2 次，每日 1 剂。

【功效】通腑化痰，清心开窍。

【适应证】**脑血栓形成急性期（痰热腑实证）**。症见：除中风主症外，还有腹胀，便秘，咳痰或痰多，舌暗或暗红，苔黄腻，脉弦滑。

【疗效】中风患者 30 例，经治疗 14～60 天后，基本痊愈 16 例，好转 10 例，有效 4 例，总有效率 100%。

【来源】王俊国．通腑化痰法治疗中风 30 例．湖北中医杂志，1986，(5)：9

🪷 天龙息风汤

天麻 15g　钩藤 30g　牛膝 30g　地龙 20g　白芍 15g　丹参 30g生石决明 30g　甘草 3g

【用法】水煎服，每天 2 次，每日 1 剂。

【功效】平肝熄风，活血通络。

【适应证】**急性脑梗死之肝阳化风型**。症见：眩晕，头痛，烦躁易怒，口苦而渴，半身不遂，语言謇涩，口舌歪斜，脉弦等。

【疗效】20 例患者，经治疗后基本痊愈 9 例，占 45%；有效 2 例，占 10%。总有效率 100%。

【来源】易振佳，等．天龙息风汤治疗肝阳化风型急性脑梗死 20 例临床观察．湖南中医杂志，1992，（1）：3－6

（四）腔隙性脑梗死

腔隙性脑梗死是一种发生在大脑半球深部或脑干的小灶性梗死，梗死灶直径一般在 0.2～15mm 之间，最大直径不超过 20mm。主要由高血压所致的脑内细小动脉硬化引起，少数可能与动脉粥样硬化或心源性栓子有关。常见于 50 岁以上老年人，部分病人有高血压或短暂性脑缺血发作病史，临床上症状轻或无症状，一般经治疗后恢复快，预后好。

本病西医诊断依据主要有以下几点：①50 岁以上发病、有高血压或短暂性脑缺血发作病史。②有一侧面、肢体的感觉障碍、轻偏瘫、共济失调等不同症状。③脑脊液检查无异常。④颅脑 CT 或颅脑核磁共振成像（MRI）发现缺血性、陈旧缺血性病源。

腔隙性脑梗死。属于中医"中风——中经络"、"眩晕"范畴，与肝、脾、肾三脏关系密切。肝、脾、肾不足为病之本，痰、瘀互相为病之标，宜标本兼治。其发病机理：其本在于肝肾气血衰少，其标为风火痰湿壅盛，本虚标实，因虚至瘀，瘀阻脑络，脑失所养，清窍不通。中医治疗以平肝潜阳、活血化瘀、涤痰熄风为原则，治宜标本兼顾。

❀ 天蝎蜈蚣汤

天麻 15g 　全蝎 12g 　蜈蚣 3 条，丹参 30g 　赤芍 15g 　川芎 15g

胆南星 9g 　石菖蒲 15g 　远志 15g 　地龙 15g 　炙黄芪 30g 　川牛膝 15g

鸡血藤 15g 　千年健 15g 　伸筋草 15g 　甘草 30g

【用法】每剂加水 600ml，浸泡 15～20 分钟，煎至 200ml，两煎混合，分早晚 2 次温服，15 天为 1 个疗程。

【功效】活血通络，平肝潜阳。

【适应证】腔隙性脑梗死（瘀阻脑络型）。

【临证加减】若兼有冠心病见胸闷心悸诸症，加瓜蒌 30g、檀香 12g、砂仁 9g、太子参 15g；兼糖尿病见消瘦、口干、舌红，加生石膏 30g、白芍 15g、葛根 15g、黄连 6g；兼高血压见眩晕、耳鸣，加罗布麻 15g、夏枯草 15g、钩藤 15g、生石决明 30g；兼高脂血症加生山楂 30g、绞股蓝 15g、决明子 30g。

【疗效】治疗 52 例，治愈 19 例，显效 13 例，有效 9 例。总有效率 79%。

【来源】刘杏枝．天蝎蜈蚣汤治疗腔隙性脑梗死 52 例．实用中医内科杂志，2004，18（5）：441

🪷 益脑通络汤

黄芪 120g　当归 15g　桃仁 10g　红花 10g　川芎 10g　全蝎 10g　蜈蚣 2 条　地龙 10g　穿山甲 6g　杜仲 10g　桑寄生 15g　枸杞子 15g　菊花 10g　天麻 15g　钩藤 15g　枣仁 15g　远志 10g　龙骨 20g　牡蛎 20g　珍珠粉 20g　菖蒲 10g　郁金 10g　胆南星 10g　陈皮 10g　茯苓 10g　甘草 6g

【用法】上药适量加水煎煮后，经加工过滤浓缩制成 250ml 瓶装汤剂，患者每次口服 40ml，每日 3 次，2 月为一疗程。

【功效】活血，祛瘀，通窍。

【适应证】腔隙性脑梗死（瘀血阻络型）。

【疗效】治疗 120 例，治愈 84 例，有效 27 例，无效 9 例，总有效率为 92.5%。

【来源】王素君．益脑通络汤剂治疗脑中风 120 例．光明中医，2011，26（2）：281

二麻芪芎饮

天麻、白术各 15g　升麻、枸杞子、茯苓、陈皮各 12g　黄芪　石决明　银杏叶　丹参各 30g　川芎　山楂　当归各 20g　水蛭　何首乌各 8g

【用法】水煎服。每日 1 剂，早晚各温服 1 次。

【功效】益气，活血，祛瘀。

【适应证】**腔隙性脑梗死（瘀血阻滞、虚风内扰型）。**

【临证加减】若肝郁化火者，加牡丹皮 12g、栀子 9g；肾阴虚者，加黄精、女贞子各 15g；肾阳虚者，加杜仲、菟丝子各 10g。

【疗效】治疗 70 例，治疗组治愈 23 例，好转 37 例，无效 10 例，有效率 85.7%。

【来源】商国强. 二麻芪芎饮治疗腔隙性脑梗死 70 例. 陕西中医，2007，28（10）：1308－1309

消栓通脉汤

葛根 20g　丹参 30g　川芎 20g　当归 10g　赤芍 10g　红花 10g　黄芪 30g　水蛭 3g

【用法】水煎服，每天 2 次，每日 1 剂。

【功效】活血祛瘀通窍。

【适应证】**腔隙性脑梗死（风湿郁热证）。**

【临证加减】血压高加天麻、钩藤、夏枯草各 10g，牛膝 15g；气虚加党参 10g；痰多加半夏、南星、菖蒲各 10g；失语加菖蒲、郁金、远志各 10g。

【疗效】以本方治疗腔隙性脑梗死 60 例，60 例均有疗效，总有效率为 100%。

【来源】吕永华，黄志孝. 消栓通脉汤治疗缺血性脑血管病 30 例. 山东中医杂志，1994，13（11）：492

益气活血汤

何首乌 12g　黄精 15g　沙苑子 12g　蒲黄 15g　三七 15g　川芎 20g　当归 10g　赤芍 10g　红花 10g

【用法】水煎服，每天 2 次，每日 1 剂。

【功效】活血，祛瘀，通窍。

【适应证】**腔隙性脑梗死。**

【疗效】以本方治疗 32 例，基本治愈 8 例，显效 13 例，有效 9 例，无效 2 例，总有效率 93.75%。

【来源】李建生，封银曼，姚培发．益气活血汤治疗老年人腔隙性梗死临床观察．河南中医，1994，14（5）：293－294

复元益气活血汤

黄芪 20～30g　水蛭 10～15g　全蝎 6g　川芎 15g　赤芍 15g　补骨脂 15g　山楂 25g

【用法】水煎服，每天 2 次，每日 1 剂。

【功效】活血，祛瘀，通窍。

【适应证】**腔隙性脑梗死。**

【疗效】以本方治疗治疗 26 例，治愈 13 例，显效 10 例，无效 3 例，总有效率为 88.46%。

【来源】李建生，封银曼，姚培发．益气活血汤治疗老年人腔隙性梗死临床观察．河南中医，1994，14（5）：293－294

补阳还五汤加减

黄芪 30g　归尾 10g　赤芍 10g　地龙 10g　川芎 15g　桃仁 10g　红花 10g

【用法】水煎服，每天 2 次，每日 1 剂。

【功效】活血，祛瘀，通窍。

【适应证】腔隙性脑梗死。

【临证加减】偏血虚型重用当归至 20 ~ 30g，另加黄精 15 ~ 30g；偏挟瘀血型酌增红花、桃仁、川芎、赤芍，一般用量 15 ~ 20g；挟火型，减量或暂不用黄芪，重用地龙 20 ~ 30g，另加钩藤（后下）15g，赤芍 12g，牡蛎 30 ~ 60g；挟瘀型加南星 12g，竹茹 10g，姜半夏 9g

【疗效】以本方治疗 58 例，治愈 42 例，好转 14 例，无效 2 例，总有效率 96.55%。

【来源】柯善询，刘玉茂.58 例腔隙性脑梗死的中药治疗.湖北中医药杂志，1997，19（1）：12 - 13

镇肝熄风汤合补阳还五汤加减

黄芪 30g　归尾 10g　赤芍 10g　地龙 10g　川芎 15g　桃仁 10g　红花 10g　怀牛膝 15g　生赭石 10g　生龙骨 15g　生牡蛎 15g　生龟板 15g　生杭芍 10g　玄参 10g　天冬 10g　川楝子 10g　生麦芽 10g　茵陈 10g　甘草 6g

【用法】水煎服，每天 2 次，每日 1 剂。

【功效】活血，祛瘀，通窍。

【适应证】腔隙性脑梗死。

【疗效】以本方治疗治疗 51 例，显效 20 例，有效 30 例，无效 1 例，总有效率 98.03%。

【来源】陆智慧，丁琪.辨证治疗腔隙性脑梗死 51 例疗效观察.安徽中医临床杂志，1996，8（2）：57 - 58

加味抵挡汤

水蛭 15g　虻虫 15g　黄芪 20g　川芎 15g　桃仁 10g　大黄 15g

【用法】水煎服，每天 2 次，每日 1 剂。

【功效】活血，祛瘀，通窍。

【适应证】**腔隙性脑梗死**。

【疗效】以本方治疗治疗 68 例，治愈 49 例，好转 15 例，无效 4 例，总有效率 94.12%。

【来源】董荣芬，王宝一，王绪. 加味抵挡汤治疗缺血性中风临床研究. 北京中医，1998，（4）：17 – 18

蠲痹汤

羌活、防风、姜黄、赤芍各 10g　当归身　黄芪各 30g　炙甘草 15g

【用法】水煎服，每天 2 次，每日 1 剂。

【功效】活血，祛瘀，通窍。

【适应证】**腔隙性脑梗死**。以肩背痛，上肢活动不便临床症状为主，没有中风症状特点（如猝然昏倒，半身不遂，口眼歪斜），经 CT 或 MRI 诊为多发性腔隙性脑梗死的患者。

【临证加减】颈部疼痛加葛根 30g；高血压加毛冬青 30g。

【疗效】以本方治疗 35 例，治愈 26 例，好转 4 例，有效 2 例，无效 3 例，总有效率为 94.29%。

【来源】林际芳. 蠲痹汤治疗多发性腔隙性脑梗死 35 例临床观察. 现代中西医结合杂志，2001，10（1）：33

益脑汤

水蛭 20g　地龙 20g　秦艽 15g　黄芪 30g　防风 15g　红花 15g　鸡血藤 10g　透骨草 15g

【用法】水煎服，每天 2 次，每日 1 剂。

【功效】活血，祛瘀，通窍。

【适应证】**腔隙性脑梗死。**

【疗效】以本方治疗腔隙性脑梗死 37 例患者中，显效 35 例，有效 92 例，无效 5 例，总有效率 86.49%。

【来源】林书珩，肖桐．中药电离子导入治疗腔隙性脑梗死后肢体活动障碍 132 例临床观察．天津中医学院学报，2002，21（1）：13

❀ 左归四藤汤

熟地 10g 山药 10g 枸杞 10g 山茱萸 10g 川牛膝 10g 菟丝子 10g 龟板 10g 海风藤 15g 络石藤 15g 首乌藤 15g 红藤 15g

【用法】水煎服，每天 2 次，每日 1 剂。

【功效】活血，祛瘀，通窍。

【适应证】**腔隙性脑梗死（浊瘀内阻型）。**

【来源】范建民，张稳，肖正文．左归四藤汤治疗腔隙性脑梗死 60 例临床观察．光明中医，2012，7（20）：605 – 606

❀ 温清饮

当归 20g 川芎 20g 生地 20g 白芍 20g 黄连 10～12g 黄芩 10～12g 栀子 10～12g 黄柏 6～10g 大黄 6～10g

【用法】水煎服，每天 2 次，每日 1 剂。

【功效】活血，祛瘀，通窍。

【适应证】**腔隙性脑梗死。**

【疗效】以本方治疗腔隙性脑梗死 56 例患者中，显效 36 例，有效 12 例，无效 8 例，总有效率 85.71%。

【来源】王晓帆，陈玉珍，王灿勋，等．温清饮治疗腔隙性脑梗死 56 例临床观察．吉林中医药，2004，（9）：154 – 155

🪷 养阴和瘀方

黄芪 30g　赤芍 10g　地龙 10g　川芎 15g　桃仁 10g　红花 10g

怀牛膝 15g　生龙骨 15g　生牡蛎 15g　生龟板 15g　生杭芍 10g　玄参

10g　甘草 6g

【用法】水煎服，每天 2 次，每日 1 剂。

【功效】活血，祛瘀，通窍。

【适应证】腔隙性脑梗死。

【疗效】以本方治疗腔隙性脑梗死 30 例，临床显效 8 例，有效 19 例，无

效 3 例，总有效率 90%。

【来源】郭宏敏. 养阴和瘀法治疗老年腔隙性脑梗死 30 例疗效观察. 现代中西医结

合杂志，2004，20（1）：154－155

🪷 益阴填髓益脑方

当归 20g　川芎 20g　生地 20g　桃仁 10g　红花 10g　怀牛膝 15g

生杭芍 10g　玄参 10g　天冬 10g　川楝子 10g　甘草 6g

【用法】水煎服，每天 2 次，每日 1 剂。

【功效】活血，祛瘀，通窍。

【适应证】腔隙性脑梗死。

【疗效】以本方治疗腔隙性脑梗死 35 例患者中，显效 31 例，好转 3 例，

无效 1 例，总有效率 97.1%。

【来源】丁念，甘盼盼，张觉人，等. 益阴填髓益脑方治疗腔隙性脑梗死临床观察.

中医药临床杂志，2013，（3）：154－155

🪷 活血化瘀汤

黄芪 30g　赤芍 10g　川芎 15g　桃仁 10g　红花 10g　怀牛膝 15g

生龙骨 15g　生牡蛎 15g　生杭芍 10g　玄参 10g　天冬 10g　甘草 6g

【用法】水煎服，每天 2 次，每日 1 剂。

【功效】活血，祛瘀，通窍。

【适应证】**腔隙性脑梗死。**

【疗效】以本方治疗腔隙性脑梗死 52 例，临床痊愈 15 例，临床显效 13 例，临床有效 17 例，无效 7 例，总有效率 86.53%。

【来源】凤武云，曾永寿，李华萍. 活血化瘀法治疗老年腔隙性脑梗死的疗效观察. 临床合理用药杂志，2013，（5）：154－155

（五）出血性梗死

出血性脑梗死的发生率约 30%～40%，多见于脑栓塞和大面积脑梗死，其发生率与梗死面积成正比，梗死面积越大，发生概率越高，梗死面积大于同侧半球 1/2 的大面积梗死几乎不可避免地都会合并出血。心源性梗死时出血转化达 71%，95% 的出血性梗死为心源性卒中。脑栓塞发病 3 天内自发出血约占 20%，1 周内占 46%，2 周占 38%，3 周占 15%，绝大多数发生在脑栓塞后 2 周内。

出血性梗死根据临床神经系统病情恶化的有无分为症状性和无症状性。其临床表现与病灶大小和出血程度有关。小灶渗出性出血，病情可无明显变化。病灶较大，出血量多，特别有血肿形成时往往使原有病情加重。

根据出血转化的发生时间的 CT 改变又可分为：

（1）早发型：多在发病后数小时至 3 天内出现。常表现临床症状重，意识障碍、脑水肿、血压升高，同时多伴有严重的心脏疾病或其他内科疾病，治疗困难预后较差，死亡率高。

（2）迟发型：多在发病后 4～14 天内出现，神经功能损害经过治疗不缓解、持续存在或无变化，此型病人多由于梗死面积大，中间有软化、坏死和渗出，同时应用抗凝或溶栓药物所致。

（3）血肿型：发病急，病情较重，临床表现有高血压征，CT 见脑水肿的表现。多见于心源性脑梗死，栓子脱落所致的脑动脉主干梗死。

🪷 补气化瘀汤

　　黄芪 30～60g　当归　桃仁　红花　川芎　赤芍各 10g～15g　地龙 15～20g　橘络 5～10g　丹参　桑枝各 15～30g

【用法】水煎服，每天 2 次，每日 1 剂。

【功效】补气，活血，化瘀。

【适应证】**中风偏瘫属气虚血瘀见证者**。症见：半身不遂，言语謇涩，或不语，口舌歪斜，偏身麻木等。

【临证加减】言语不利者加石菖蒲、远志、郁金；口眼歪斜者加全蝎、白附子、僵蚕；大便秘结者加瓜蒌仁、酒大黄；小便失禁者加肉桂、五味子；痰涎壅盛者加半夏、南星；偏瘫肢体日久不愈加穿山甲、水蛭粉（冲服）；血压偏高者加钩藤、石决明、菊花。

【疗效】治疗中风偏瘫 38 例，痊愈 14 例，显效 14 例，好转 8 例，无效 2 例，总有效率 94.7%。

【来源】刘明 . 补气化瘀法治疗中风偏瘫 38 例临床观察 . 四川中医，1986，(11)：15

🪷 起痿汤

　　龙骨 30g　牡蛎 30g　牛膝 10g　归身 12g　桃仁、红花各 10g　炒大黄 6g　地龙 5g　土鳖虫 4g　赤芍 10g　生地 12g

【用法】水煎服，每天 2 次，每日 1 剂。

【功效】活血化瘀，镇肝潜阳。

【适应证】**肝阳上亢证**。症见：除中风共同的表现外，另有眩晕头痛，面红目赤，口苦咽干，心烦易怒，尿赤便干，舌质红或绛，苔薄黄，脉弦有力等肝阳上亢、风火上扰表现。

【临证加减】中风后期体弱者可加黄芪、川芎等；合并痰症者可酌情配合温胆汤、川贝、天竺黄等。

【疗效】33 例脑血管意外患者，基本痊愈 8 例，显著好转 12 例，好转 5 例，无效 8 例，总有效率 75.8%。

【来源】刘学民，等．起痿汤治疗中风 33 例疗效观察．使用中西医结合杂志，1991，4（7）：411

化痰通腑饮

全瓜蒌 30～40g　胆南星 6～10g　生大黄 10～15g（后下）　芒硝 10～15g（冲）

【用法】水煎服，每天 2 次，每日 1 剂。

【功效】化痰通腑。

【适应证】**中风病急性期**。症见：除中风共有主症外，兼有腹胀，便干，便秘，头晕目眩，咯痰或痰多，舌质暗红或暗淡，苔黄腻，脉弦滑或偏瘫侧弦滑而大。

【疗效】治疗中风病 158 例，基本痊愈 63 例，显效 39 例，有效 33 例，无效 17 例，恶化 6 例，总有效率 85.6%。

【来源】王永炎，等．化瘀通腑法治疗中风病 158 例疗效观察．中国医药学报，1986，（2）：22－24

五虫四藤汤

蜈蚣 3 条　地龙　忍冬藤各 15g　乌梢蛇　土鳖虫各 9g　全蝎 6g 鸡血藤 25g　络石藤 20g　黄芪 90g　丹参 30g

【用法】水煎服，每天 2 次，每日 1 剂。

【功效】活血化瘀，通达脉络。

【适应证】**脑血管病所致的偏瘫**。症见：中风主症，加舌质紫暗或有瘀斑，舌底脉络迂曲，脉弦涩或结代。

【临证加减】如神志不清加菖蒲、远志；血压偏高加珍珠母、磁石、牛膝；肢体麻木加姜黄、桂枝；语言不利加菖蒲，生蒲黄；痰盛加天竺黄、南星；大便干燥加枳实、酒大黄；小便不利加车前子、旱莲草；肝火盛加龙胆草、栀子；失眠加女贞子、朱砂；腿软无力加桑寄生、狗脊。

【疗效】用本方加减治疗中风偏瘫 45 例，基本治愈 23 例，显效 12 例，好转 7 剂，无效 3 例，总有效率 93.4%。

【来源】王德文．五虫四藤汤治疗偏瘫 45 例．浙江中医杂志，1986，（5）：2008

✿ 化痰开窍汤

青蒿 12g　黄芩 12g　陈皮 12g　半夏 15g　茯苓 15g　竹茹 12g
枳壳 12g　青黛 3g　滑石 15g　菖蒲 15g　白芷 12g

【用法】水煎服，每天 2 次，每日 1 剂。

【功效】化痰开窍，清热利湿。

【适应证】**中风（肝胆蕴热，蒙蔽清窍）**。症见：除中风主症外，还有神昏，昏聩，鼻鼾痰鸣，项强身热，躁扰不宁，舌质红绛，苔黄褐而干，脉弦滑数。

【来源】北京方和谦主任医师验方

✿ 脑血宁口服液

水蛭 3g　生大黄 8g　胆南星 6g　水牛角 15g　代赭石 10g　怀牛膝 8g　青黛 5g　石菖蒲 15g　天竺黄 4g　鸡血藤 10g　泽泻 10g

【用法】水煎服，每天 2 次，每日 1 剂。

【功效】活血化瘀，清热化痰开窍。

【适应证】**高血压性脑出血**。症见：除中风主症外，还有神昏，昏聩，鼻鼾痰鸣，项强身热，躁扰不宁，舌质红绛，苔黄褐而干，脉弦滑数。

【疗效】治疗高血压性脑出血 22 例，进步 16 例，无变化 3 例，恶化 1 例，死亡 2 例，总有效率 72.7%。

【来源】陆志强. 脑血宁治疗高血压性脑出血 22 例对照观察. 中国中西医结合杂志，1993，（7）：405

脑出血 1 号方

桑寄生 30g　银花 30g　槐花 30g　生地 30g　地龙 30g　钩藤 30g
菊花 15g　当归 15g　陈皮 15g　鸡血藤 30g　胆南星 10g　川贝 10g
全蝎 6g

【用法】水煎服，每天 2 次，每日 1 剂。

【功效】平肝潜阳，清热化痰。

【适应证】**脑出血（肝阳上扰、痰火上扰型）**。症见：面瘫，失语，偏瘫，血压偏高，舌质红，苔黄，脉弦劲或弦数。

【来源】王欣华. 临床辨治脑血管意外 105 例疗效观察. 浙江中医杂志，1992，（8）：342

脑出血 2 号方

当归 15g　白术 15g　陈皮 15g　桑寄生 30g　地龙 30g　茯苓 30g
全蝎 10g　胆南星 10g　砂仁 10g　川贝 10g　三七分（另冲）6g

【用法】水煎服，每天 2 次，每日 1 剂。

【功效】化痰通窍，行气健脾。

【适应证】**脑出血之痰涎壅盛型**。症见：面瘫失语，偏瘫，血压偏高，舌质暗红，苔黄腻，脉沉细。

【疗效】用脑栓通 1 号方、脑栓通 2 号方和上 2 方治疗脑血管意外 105 例，治愈 37 例，有效 33 例，无效 35 例，总有效率 66.7%。

【来源】王欣华. 临床辨治脑血管意外 105 例疗效观察. 浙江中医杂志，1992，

(8)：342

参附龙牡汤

　　红参10g　淡附片15g　煅龙骨20g　煅牡蛎20g　炙甘草6g

【用法】水煎服，每天2次，每日1剂。

【功效】温阳固脱，扶元救绝。

【适应证】**中风脱证**。症见：猝仆昏聩，目合口开，手撒，鼾声，遗尿，四肢清冷，冷汗淋漓，面赤如妆，脉象沉细欲绝或浮大无根。

【临证加减】唇燥，舌红加麦冬，山茱萸，五味子兼护其阴；待元气渐回，形神稍振，病情好转后，改投生脉散合保元汤化裁：党参，黄芪，甘草，山药，熟地，山茱萸，炙龟板，麦冬，五味子，白芍，生龙牡之类，以扶其正气，固其根基。

【来源】张志坚，等．中风治法邹议．辽宁中医杂志，1984，(9)：20－22

中风汤

　　黄芪45g　巴戟24g　丹参24g　杜仲24g　当归15g　白芍16g
桑寄生15g　生地15g　夏枯草18g　赤芍18g　地龙18g　牛膝18g
桃仁12　红花12g　石菖蒲12g　伸筋草12g　大黄9g

【用法】水煎服，每天2次，每日1剂。

【功效】益气养血，活血祛瘀，舒筋通络。

【适应证】**脑血管意外**。症见：面瘫失语，偏瘫，血压偏高，舌质暗红，脉沉细涩。

【临证加减】肝阳亢盛，风火上扰者加龙胆草12g，栀子15g；风痰瘀血阻络者去生地，加半夏12g，天麻12g；气虚血瘀者加白术15g，黄芪加至60g；痰热腑实，风痰上扰者加芒硝15g；阴虚风动者加知母12g，黄柏12g；风中脏腑的阳闭证加服至宝丹，阴虚闭证加服苏合香丸；脱证者先于参附汤。

【疗效】治疗中风 30 例，治愈 13 例，显效 11 例，有效 4 例，恶化 2 例，总有效率 93.3%。

【来源】张启元.中药治疗中风 30 例.湖北中医药杂志，1986，（1）：19

（六）脑底异常血管网病

脑底异常血管网病，又称烟雾病，是一种原因不明、慢性进行性的脑血管闭塞性疾病，主要表现为单侧或双侧颈内动脉远端大脑中动脉和大脑前动脉近端狭窄或闭塞伴脑底部和软脑膜烟雾状、细小血管形成。临床表现主要有脑缺血、脑出血及癫痫等。本病于 1961 年发现于日本。脑血管造影显示的异常细小血管形似烟雾。

成人和儿童的脑底异常血管网病临床特征存在显著差异。绝大多数儿童脑底异常血管网病患者会发展成短暂性脑缺血发作（TIA）或脑梗死，而大约一半的成人患者会出现颅内出血，另外一半则发展成 TIA、脑梗死或两者同时存在。虽然脑出血好发于成年人，但无论儿童期还是成年期，脑底异常血管网病的临床表现都以缺血症状为主，尤其是 TIA。

虽然烟雾病发病率不高，但却是成人和儿童发生卒中事件的重要原因之一，快速而准确的诊断和合理的治疗是改善患者长期预后的重要措施。当前认为直接、间接血流重建术及联合血流重建术可增加脑血流量和脑代谢，改善局部缺血的状态，使临床症状得以缓解或消失并且降低烟雾病血管的张力，减少再次出血的危险。但如何正确预防烟雾病的缺血和出血性卒中还有待于大宗病例的随机研究结果。另外，辅助检查对于明确该疾病的病因学和预防缺血性及出血性卒中临床策略的制定至关重要。

目前西医尚无有效的治疗，所以可以结合中医的验方进行治疗，以达到最好的效果。该病在中医上应该也属"中风"范畴。

🪷 通脉舒络汤

黄芪 30g　红花 10g　川芎 10g　地龙 15g　川牛膝 15g　丹参 30g

桂枝 6g　山楂 30g

【用法】水煎服，每天 2 次，每日 1 剂。

【功效】益气活血，通脉舒络，排滞荡邪，祛瘀生新。

【适应证】**中风、痹证等偏于气虚血瘀者**。症见：面色㿠白，气短乏力，自汗出，心悸便溏，舌质暗淡，苔薄白或白腻，脉沉细或细弦。

【临证加减】意识语言障碍明显，属气郁或痰湿内阻者加郁金 12g，菖蒲 10g，法半夏 10g，茯苓 15g；语言障碍，吞咽困难者，原方去桂枝，加胆南星 10g，郁金 10g；头疼甚者，原方去桂枝、红花，加僵蚕 10g，菊花 15g；眩晕明显，属肝阳上亢者，去桂枝、川芎、黄芪，加珍珠母 30g（先煎）；纳呆胸闷，舌苔白腻，湿浊明显者加白术、茯苓各 10g，薏苡仁 20g 或藿香、佩兰各 10g；呕吐者加竹茹、姜半夏各 10g；便秘、口臭者加大黄 12g（后下）；抽搐者去桂枝，加僵蚕、钩藤各 10g。

【来源】山西中医学院张学文教授验方

🪷 镇肝活血汤

丹参 30g　川芎 9g　赤芍 15g　红花 9g　夏枯草 30g　牛膝 30g

钩藤 15g（后下）　豨莶草 30g　珍珠母 30g

【用法】水煎服，每天 2 次，每日 1 剂。

【功效】活血化瘀，平肝潜镇。

【适应证】**肝阳上亢证，瘀血阻络证**。症见：眩晕头痛，面红目赤，口苦咽干，心烦易怒，尿赤便干，舌质红或绛，苔薄黄，脉弦有力等肝阳上亢，风火上扰等表现。

【疗效】应用本方治疗中风病 236 例，显效 146 例，好转 16 例，有效 72 例占无效 2 例，总有效率 99%。

【来源】高耀风．防治脑血管病应用活血化瘀法的探讨．河北医药，1980，（1）：

33 - 36

🌸 白虎承气汤

生石膏30g 知母10g 甘草6g 大黄10g 芒硝10g

【用法】水煎至200毫升，每日分2次口服。昏迷病人经胃管注入。

【功效】通腑清热。

【适应证】**高热神昏**。症见：高热神昏，烦躁谵语，目赤口渴，甚至躁动不安，或牙关紧闭，惊悸抽搐，神志昏迷，舌质红，舌苔黄腻，脉滑数等症。

【疗效】用此方治疗脑卒中120例，基本痊愈70例，显效34例，有效10例，无效6例，总有效率99.5%。

【来源】蓝恭洲．通腑清热法治疗脑卒中120例临床观察．上海中医药杂志，1994，(4)：10－11

🌸 得生汤

当归9g 川芎9g 赤芍9g 广木香6g 益母草15g 鸡血藤15g
生地15～30g 麦冬10～30g 玄参10g 甘草6g

【用法】水煎服，每天2次，每日1剂。

【功效】滋阴活血。

【适应证】**脑血管意外后期属阴虚血瘀证**。症见：除主症外兼有腰膝酸软，颧红盗汗，五心烦热，眩晕耳鸣，舌质暗红少苔，脉弦细数或细涩。

【疗效】脑梗死182例，治疗后基本恢复54例，显效75例，好转41例，无效9例，死亡3例，总有效率93.41%，显效率70.88%。脑出血18例，基本恢复3例，显效6例，好转5例，无效1例，死亡3例，显效率为50%，死亡率为16.66%。

【来源】李蔚生．活血化瘀法治疗中风200例．上海中医药杂志，1984，(11)：15－16

🪷 化痰开窍汤

青蒿 12g 黄芩 12g 陈皮 12g 半夏 15g 茯苓 15g 竹茹 12g 枳壳 12g 青黛 3g 滑石 15g 菖蒲 15g 白芷 12g

【用法】水煎服，每天 2 次，每日 1 剂。

【功效】化痰开窍，清热利湿。

【适应证】**中风（肝胆蕴热，蒙蔽清窍）**。症见：中风主症兼神昏，昏聩，偏于痰湿肢体不温，面白唇暗，痰涎壅盛，舌淡苔白腻，脉沉滑或沉缓；偏于痰热者鼻鼾痰鸣，项强身热，躁扰不宁，舌质红绛，苔黄褐而干，脉弦滑数。

【来源】北京方和谦主任医师验方

🪷 两救固脱汤

赤人参 15g 附子 10g 龟胶 15g 山萸肉 20g 玳瑁 15g 鹿角胶 10g 阿胶 15g 鸡子黄 1 个 胆南星 5g

【用法】水煎服，每天 2 次，每日 1 剂。

【功效】摄纳真阴，固护元气。

【适应证】**中风之阴阳两脱证**。症见：神昏，昏聩，肢体瘫软，肢冷，手撒，二便自遗，冷汗出，舌痿紫暗，苔白腻，脉沉缓或沉微。

【来源】任继学教授验方

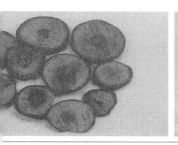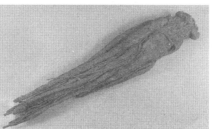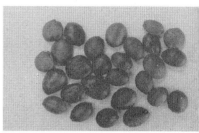

第三章

椎－基底动脉供血不足

椎－基底动脉供血不足，常见于中老年人，由于小脑及脑干依靠椎－基底动脉的供血，当椎－基动脉发生病变时，脑部血流不畅，供血不足，常出现眩晕等症状。本病属于中医"眩晕"、"厥证"、"中风"等范畴。其病机常与血虚血滞，夹痰上扰，气机受阻有关。占中老年人眩晕的60％以上，是中老年人常见病、多发病。

主要症状：

1. 前庭系统症状：眩晕为常见症状，多为旋转性眩晕，眩晕发作常于2～5分钟内达高峰，维持2～15分钟，常伴有共济失调，但多无耳鸣及听力下降。

2. 视觉症状：因脑干及大脑缺血可引起视力模糊、复视、单眼及双眼同侧视野缺损，出现黑矇，甚至失明。

3. 大脑症状：头痛为常发症状，为跳痛，有时呈炸裂痛，多位于枕部，弯腰或憋气时加重，常伴有神智迟钝，昏厥或跌倒，构语障碍，言语含糊不清，记忆力减退等。

4. 锥体束症状：面部及四肢麻木，感觉异常等。

祛风化痰通络方

水蛭 10g　全蝎 15g　半夏 15g　牛膝 12g　石菖蒲 15g　丹参 15g　桃仁 10g　红花 15g　益母草 15g　地龙 10g　胆南星 9g

【用法】水煎服，每天 2 次，每日 1 剂。

【功效】活血祛风，化痰通络。

【适应证】**椎－基底动脉供血不足（痰阻血瘀证）**。症见：旋转性眩晕，一过性黑矇，颈项部疼痛，神智迟钝，昏厥或跌倒，言语含糊不清，记忆力减退，四肢麻木，舌质暗，苔白腻或黄腻，脉弦滑，或细涩。

【疗效】共治疗 60 例，显效 28 例，有效 29 例，无效 3 例，总有效率 95.0%。

【来源】贾荷花，傅正良，冯淑医，等.自拟祛风化痰通络方治疗椎－基底动脉供血不足疗效观察.中医药导报，2009，15（8）：30～31

熄风化痰降逆方

天麻 15g（后下）　法半夏 10g　胆南星 10g　当归 10g　白芍 10g　茯苓 20g　白术 10g　石菖蒲 10g

【用法】水煎服，每天 2 次，每日 1 剂。

【功效】熄风通络，降逆化痰。

【适应证】**椎－基底动脉供血不足（痰热瘀阻证）**。症见：旋转性眩晕，一过性黑矇，颈项部疼痛，神智迟钝，昏厥或跌倒，言语含糊不清，记忆力减退，四肢麻木，腹部胀满，舌质暗，苔黄腻，脉弦滑。

【临证加减】颈椎病者加威灵仙 30g；口苦黏，苔黄腻加姜竹茹 15g，黄芩

10g，黄连 6g；舌质暗加桃仁 10g，红花 10g，赤芍 10g；头痛面赤血压高者加夏枯草 10g，珍珠母 30g；彻夜不眠加夜交藤 20g

【疗效】治疗 35 例，治愈 7 例，显效 12 例，有效 10 例，无效 6 例。

【来源】凡怀亲，吕永红，马梅，等．自拟方治疗椎基底动脉供血不足风痰上扰型眩晕疗效观察．中医药临床杂志，2012，24（6）：512

❀ 益气化痰方

黄芪 20g　半夏 10g　陈皮 10g　白术 10g　茯苓 10g　川芎 10g　天麻 10g　石菖蒲 10g　地龙 10g　山楂 6g

【用法】水煎服，每天 2 次，每日 1 剂。

【功效】益气，化痰，通络。

【适应证】**椎－基地动脉供血不足（气虚痰瘀证）**。症见：旋转性眩晕，一过性黑矇，颈项部疼痛，神智迟钝，昏厥或跌倒，言语含糊不清，记忆力减退，四肢麻木，面色㿠白，气短乏力，自汗出，心悸便溏，舌质暗淡，苔白腻，脉沉滑。

【疗效】治疗 29 例，痊愈 7 例，显效 13 例，有效 6 例，无效 3 例，总有效率 89.6%。

【来源】魏立仁，等，益气化痰方治疗椎－基底动脉供血不足病气虚痰阻证的临床观察．湖南中医药大学学报，2010，30（9）：190～191

❀ 填精益气方

人参 10g　黄芪 15g　川芎 20g　白芷 15g　熟地黄 15g　山药 10g　茯苓 10g　山茱萸 10g　泽泻 10g　丹皮 10g　甘草 6g

【用法】水煎服，每天 2 次，每日 1 剂。

【功效】气阴双补，肝肾同治，定眩止痛。

【适应证】**椎－基底动脉供血不足（髓海不足证）**。症见：旋转性眩晕，一过性黑矇，颈项部疼痛，神智迟钝，昏厥或跌倒，言语含糊不清，记忆力减退，四肢麻木，腰酸乏力，耳鸣耳聋，舌淡，苔薄白，脉沉弱。

【临证加减】若呕吐甚者加半夏、砂仁；虚烦不眠者加酸枣仁、柏子仁。

【疗效】1~4个疗程的治疗，痊愈54例，好转7例，无效3例，总有效率达95.3%。

【来源】袁兵，齐敬东. 填精益气方治疗椎－基底动脉供血不足性眩晕64例. 实用中医内科杂志，2007，21（5）：47

升清降浊方

半夏15g　白术30g　葛根30g　茯苓60g　泽泻60g

【用法】每日1剂，水煎取汁，早晚空腹分服，治疗7天为1个疗程。

【功效】淡渗利湿，升发清阳。

【适应证】**椎－基底动脉供血不足（饮邪内停证，清阳蒙蔽证）**。症见：旋转性眩晕，头昏沉，闷胀感，一过性黑矇，颈项部疼痛，神智迟钝，昏厥或跌倒，言语含糊不清，记忆力减退，四肢麻木，舌淡红，苔白滑，脉涩或欠流利。

【临证加减】口渴者加黄芪10g，天花粉20g，鬼箭羽20g；胸闷者加枳实10g，郁金10g，三七粉（冲）3g；形盛者加焦三仙各10g，虎杖10g；心烦易怒者加石决明（打）30g，菊花20g，肝肾不足者加二至丸。

【疗效】共治疗60例，治愈5例，显效30例，有效24例，无效1，有效率98.3%。

【来源】周辉. 升清降浊方治疗椎－基底动脉供血不足100例. 实用中医内科杂志，2003，17（6）：491－492

化痰定眩方

黄连6g　瓜蒌15g　半夏9g　泽泻20g　葛根12g　天麻15g

【用法】水煎服，每天2次，每日1剂。

【功效】清热化痰，通络止晕。

【适应证】**适用于椎-基底动脉供血不足（痰热证）**。症见：旋转性眩晕，一过性黑矇，颈项部疼痛，神智迟钝，昏厥或跌倒，言语含糊不清，记忆力减退，四肢麻木，胃脘胀痛拒按，舌质红，苔黄腻，脉滑数。

【疗效】治疗54例，痊愈5例，显效17例，好转16例，无效10例，总有效率79.2%。

【来源】常红，徐文刚，马树媛.化痰定眩方治疗椎-基底动脉供血不足性眩晕临床研究.山东中医杂志，2006，25（11）：738－739

河车大造丸

紫河车10g（研粉）　龟板15g　杜仲10g　牛膝12g　党参15g　茯苓12g　熟地25g　黄柏10g　天冬12g　麦冬15g　菟丝子10g　山萸肉10g　鹿角胶10g（烊化）

【用法】水煎服，每天2次，每日1剂。

【功效】补肾，填精，益髓。

【适应证】**椎-基底动脉供血不足（精血亏损）**。症见：旋转性眩晕，一过性黑矇，颈项部疼痛，神智迟钝，昏厥或跌倒，言语含糊不清，记忆力减退，四肢麻木，舌质淡，苔薄白，脉虚无力。

【临证加减】偏于阴虚者加知母10g、丹参12g；偏于阳虚者加熟附片15g、巴戟天10g、肉桂3g（后下）。

【疗效】治疗34例，痊愈20例，显效6例，好转6例，无效2例，总有效率94.1%。

【来源】胡玉英.补肾填精法治疗椎-基底动脉供血不足性眩晕34例.中西医结合心脑血管病杂志，2007，5（8）：695－696

补肾养阴活血方

女贞子　旱莲草　枸杞子　麦冬各15g　肉苁蓉　当归　赤芍　川

芎 桃仁各 10g

【用法】水煎服，每天 2 次，每日 1 剂。

【功效】补肾养阴，活血化瘀。

【适应证】**椎－基底动脉供血不足（阴虚血瘀证）**。症见：旋转性眩晕，一过性黑矇，颈项部疼痛，神智迟钝，昏厥或跌倒，言语含糊不清，记忆力减退，四肢麻木，五心烦热，盗汗，口渴，舌质暗红，少苔，脉虚细数而无力。

【疗效】治疗 32 例，痊愈 20 例，显效 6 例，好转 2 例，无效 4 例，总有效率 87.5%。

【来源】文辉. 补肾养阴活血方治疗椎－基底动脉供血不足 32 例. 陕西中医，2012，33（2）：156－157

眩晕 1 号方

黄芪 30g 龙眼肉 20g 白术 15g 人参 12g 木香 12g 酸枣仁 12g 当归 15g 川芎 15g 红花 12g 阿胶 12g（烊化） 半夏 6g 枳实 15g 橘红 10g 炙甘草 6g

【用法】水煎服，每天 2 次，每日 1 剂。

【功效】益气活血，化痰通络。

【适应证】**椎－基底动脉供血不足**。症见：旋转性眩晕，一过性黑矇，颈项部疼痛，神智迟钝，昏厥或跌倒，言语含糊不清，记忆力减退，四肢麻木，乏力，纳呆，腹胀，舌质暗淡，少苔，脉沉滑而无力。

【疗效】治疗 80 例，痊愈 29 例，显效 44 例，无效 7 例，总有效率 91.25%。

【来源】宋桂叶，王利民. 眩晕 1 号方合西比灵治疗椎基底动脉供血不足性眩晕 80 例. 中国中医药现代远程教育，2011，9（4）：58－59

眩晕 3 号方

半夏 白术 胆南星 石菖蒲 郁金 黄芩 川芎各 10g 天麻

地龙各 15g 　全瓜蒌 　砂仁 　炙甘草各 6g

【用法】水煎服，每天 2 次，每日 1 剂。

【功效】理气，化痰，通络。

【适应证】**椎-基底动脉供血不足**。症见：旋转性眩晕，一过性黑矇，颈项部疼痛，神智迟钝，昏厥或跌倒，言语含糊不清，记忆力减退，四肢麻木，发力，纳呆，腹胀，舌质暗红，苔黄腻，脉滑数。

【疗效】治疗 60 例，痊愈 18 例，显效 27 例，有效 12 例，无效 3 例，总有效率 95%。

【来源】余以本，马卫琴. 眩晕 3 号方治疗椎基底动脉供血不足性眩晕痰浊中阻证疗效观察. 中国中医急诊，2009，5（18）：700－701

复方泽泻汤

泽泻 30g 　茯苓 10g 　焦白术 10g 　制半夏 10g 　陈皮 10g 　石菖蒲 10g 　天麻 10g 　钩藤 10g 　菊花 10g 　丹参 30g 　川芎 10g 　生龙牡各 30g（先煎）

【用法】水煎服，每天 2 次，每日 1 剂。

【功效】化痰蠲饮，活血通络，潜阳熄风。

【适应证】**椎-基底动脉供血不足**（痰饮中阻，清气不升，肝风夹痰浊上扰证）。症见：旋转性眩晕，一过性黑矇，颈项部疼痛，神智迟钝，昏厥或跌倒，言语含糊不清，记忆力减退，四肢麻木，神志清楚，面色无华，闭目平卧，双眼球震颤，颈软，不能向右侧转头，转则眩晕加重口淡不欲饮，纳呆，腹胀，便溏，舌紫暗，苔白厚腻，脉弦滑。

【临证加减】恶心呕吐甚者加代赭石 20g（先煎）、枳壳 10g、竹茹 10g，肢麻疼痛者加桑枝 30g、片姜黄 15g、海桐皮 15g，头颈强痛明显者加葛根 30g、白芷 10g，胸闷苔腻者加佩兰 10g、厚朴 10g，血压偏高者加珍珠母 30g（先煎）、川牛膝 10g，阴亏症状明显者加生地 15g、旱莲草 15g，便秘者加火麻仁（打碎）30g、炒莱菔子 15g，心烦、失眠甚者加焦枣仁 15g、合欢皮 15g，食欲不振者加焦三仙各 10g。

【疗效】治疗 47 例，痊愈 30 例，有效 14 例，无效 3 例，总有效率 94%。

【来源】朱安龙. 复方泽泻汤为主治疗椎基底动脉供血不足性眩晕疗效观察. 现代中西医结合杂志，2008，17（29）：4535－4536

🪷 通窍降浊汤

生黄芪 30g 土鳖虫 泽泻 制半夏 天麻各 10g 广地龙 15g 生山楂 15g 茯苓 15g 丹参 20g

【用法】水煎服，每天 2 次，每日 1 剂。

【功效】益气通络，活血化瘀，祛痰降浊。

【适应证】适用于椎－基底动脉供血不足（气虚血瘀，痰浊阻窍证）。症见：旋转性眩晕，一过性黑矇，颈项部疼痛，神智迟钝，昏厥或跌倒，言语含糊不清，记忆力减退，四肢麻木，神志清楚，面色无华，闭目平卧，双眼球震颤，颈软，不能向右侧转头，纳呆，便溏，舌暗，苔白厚腻，脉弦滑。

【疗效】治疗 55 例，显效 23 例，有效 28 例，无效 4 例，总有效率 92.7%。

【来源】陈琳，李飞泽. 通窍降浊汤为主治疗老年性椎基底动脉供血不足合并高黏血症 55 例. 浙江中医杂志，2013，48（1）：29－30

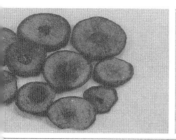
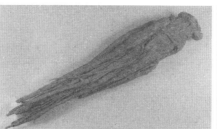
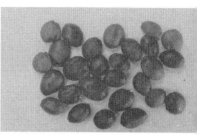

第四章

脑血管性痴呆

　　脑血管性痴呆（VD）是脑循环障碍所致全脑或局灶性脑缺血引起的脑功能降低综合征，随着世界人口的老龄化，痴呆发病率约占总人口的 7.4%，我国 VD 占老年期痴呆的 1/5~2/3，常合并严重的神经功能障碍，且增加脑卒中的复发率，严重影响老年人的身心健康。VD 受到国内外的普遍重视，然迄今尚无特效疗法。

　　本病的诊断要点：（1）中老年以上发病，伴有高血压、冠心病、动脉硬化、高脂血症、糖尿病等危险因素。（2）有卒中发作史。（3）病人有不同程度的近记忆力减退、表情淡漠、反应迟钝、计算困难、定向力障碍、强哭强笑、假性球麻痹、运动及感觉障碍、病理征等中枢神经损害的症状和体征。（4）CT 扫描或磁共振检查，可见多发性梗死灶。

　　中医对痴呆的专论散见于"神病"范畴中的"善忘"、"呆病"、"痴证"、"颠证"、"类中"、"郁证"等病。VD 好发于中风之后，以老年人居多，其病理机制为脏腑功能失调，瘀血痰浊壅盛，脑络受损，神机失用。病位主要在脑，但与心、肾、肝、脾关系密切。病机特点以虚为本，以实为标。脑为髓海，元神之府，神机之源，人的精神、记忆、思维等障碍皆与脑相关。因此，血管性痴呆病位在脑已成共识。

🪷 地黄饮子化裁

干地黄 15g　巴戟天 10g　山茱萸 10g　石斛 10g　肉苁蓉 10g　制附子（先下）5g　肉桂（后下）3g　白茯苓 10g　石菖蒲 10g　远志 10g

【用法】水煎服，每天 2 次，每日 1 剂。

【功效】滋肾阴，补肾阳，开窍化痰。

【适应证】**脑血管性痴呆（水亏火旺、痰浊阻窍型）**。症见：沉默寡言，记忆减退，失认失算，口齿含糊，词不达意，伴腰膝酸软，肌肉萎缩，食少纳呆，气短懒言，口涎外溢，或四肢不温，腹痛喜按，鸡鸣泄泻，舌质淡白或红，苔少或无苔，脉沉细弱右尺尤甚。

【临证加减】若见形体肥胖，属形盛气虚，痰湿偏重者，加苍术 10g，法半夏 10g，天麻 10g；若症见舌质有紫气，或舌下青筋显露者，加川芎 20g，丹参 10g，赤芍 10g。

【疗效】治疗 34 例，临床基本控制 3 例，显效 6 例，有效 12 例，无效 13 例，总有效率为 61.76%。

【来源】王宗源. 地黄饮子化裁治疗脑血管性痴呆 34 例. 南京中医药大学学报，1999，15（3）：146～147

🪷 涤痰逐瘀汤

煅礞石 30g　全瓜蒌 20g　丹参 20g　太子参 20g　地龙 15g　姜半夏 15g　郁金 15g　石菖蒲 15g　赤芍 15　水蛭 10g　香附 10g　胆南星 5g　虻虫 5g

【用法】水煎服，每天 2 次，每日 1 剂。

【功效】涤痰逐瘀，开窍醒脑。

【适应证】**脑血管性痴呆（痰瘀阻滞，脑窍不利型）**。症见：情绪时而躁扰不安，时而郁闷呆钝，自言自语，善忘，不认识亲人，有时小便不避人，右侧轻瘫，舌苔厚腻，舌质紫暗有瘀点，脉弦滑。

【临证加减】头晕痛者加珍珠母 30g，便秘者加生大黄 5g，躁狂甚者加灵磁石 30g，血压高者加夏枯草 20g、天麻 15g。

【疗效】治疗 36 例，痊愈 11 例，好转 20 例，无效 5 例，总有效率 86.2%。

【来源】刘兴旺，刘芳琴，支营君. 从痰瘀论治脑血管性痴呆 36 例. 四川中医，1999，17（7）：24

桃仁红花煎加减

桃仁 10g 红花 10g 当归 10g 川芎 10g 制香附 10g 青皮 10g
延胡索 10g 生地 10g 赤芍 12g 丹参 30g

【用法】水煎服，每天 2 次，每日 1 剂。

【功效】活血化瘀。

【适应证】**脑血管性痴呆（气滞血瘀型）**。症见：记忆力减退，以近期记忆力减退为主，神情淡漠，思维迟钝，联想困难，寡言少语，言语謇涩，步履迟缓，强哭强笑交替，焦虑。肢体活动不便，肢体麻木或轻微震颤，头痛眩晕，耳鸣，纳差，舌质紫暗或暗红、苔薄白或白腻，脉弦细或弦滑细。

【临证加减】兼有痰浊内阻者加胆南星、石菖蒲、远志、郁金、茯苓；兼有髓海不足者加熟地、龟板、鹿角胶；兼有肝肾阴虚，肝阳上亢者加天麻、生龙牡、山萸肉、泽泻。

【疗效】治疗 40 例，痊愈 6 例，显效 20 例，有效 12 例，无效 2 例，总有效率 95%。

【来源】刘俊峰，张建伟. 桃仁红花煎加减治疗脑血管性痴呆 40 例. 陕西中医，2007，28（2）：147

益智醒脑汤

石菖蒲 10g　郁金 10g　远志 10g　茯神 15g　陈皮 10g　半夏 12g
枳实 10g　胆南星 10g　酒制大黄 6g　细辛 3g　甘草 6g

【功效】豁痰化浊，开窍醒脑。

【适应证】**脑血管性痴呆（痰蒙清窍型）**

【临证加减】若年老体虚髓海不足者加人参、熟地、龟板胶、紫河车、鹿角
胶等血肉有情之品填补脑髓；腰膝酸软无力加萸肉、杜仲；纳呆食少加山药、
白术；多涎重用陈皮、半夏，加天竺黄；小便自遗加益智仁；兼见半身不遂者
与补阳还五汤化裁治之。

【疗效】治疗 40 例，显效 12 例，有效 15 例，进步 8 例，无效 5 例有效
率 87.5%。

【来源】傅林安，傅涛．益智醒脑汤治疗脑血管性痴呆 40 例．实用内科杂志，2004，
18（6）：497

痴呆 1 号方

瓜蒌 12g　薤白 10g　半夏 10g　天竺黄 15g　郁金 10g　石菖蒲 15g
丹参 15g　赤芍 15g　淫羊藿 15g　巴戟天 15g　枸杞 15g　桑葚 15g　山
茱萸 15g

【用法】水煎服，每天 2 次，每日 1 剂。

【功效】益肾活血，豁痰开窍。

【适应证】**脑血管性痴呆（肝肾亏虚，气滞血瘀，痰浊阻窍）**。症状：神情
呆滞，记忆力减退，智力减退，头晕耳鸣，遗尿，倦怠，肢体麻木，语言颠倒，
舌质紫暗，苔厚腻，脉弦细。

【疗效】治疗 32 例，显效 7 例，有效 22 例，无效 3 例，总有效率 90.62%。

【来源】叶盈，方素钦．林求诚老师治疗老年呆病经验——附 32 例报告．福建中医
药，1996，27（2）：18

脑苏汤

生地 15g 红参 10g 山萸肉 30g 天麻 15g 杞果 30g 葛根 15g 川芎 10g 制附子 6g 桂枝 5g 女贞子 12g 砂仁 15g

【用法】先将附子、天麻两种药物加水煎熬 90 分钟，过滤去渣，留药液 350ml，剩余中药加水熬煎 45 分钟，过滤去渣，留药液 450ml，两药液混合分 2 次服，一日 1 剂。

【功效】填精补肾，祛瘀化痰，健脑益智。

【适应证】**脑血管性痴呆（肝肾亏虚、脑髓失养）。**

【疗效】治疗 100 例，显效 56 例，好转 30 例，无效 14 例，总有效率 86%。

【来源】张立新，程豪，李国仁，等．脑苏汤治疗老年呆病 100 例．河南中医药学刊，1998，13（1）：16 – 17

益智治呆方

熟地 13g 山茱萸 13g 黄芪 13g 益智仁 15g 鹿角胶（烊化）15g 菖蒲 10g 远志 10g 郁金 10g 当归 10g 川芎 10g 酒大黄 6g

【用法】水煎服，每天 2 次，每日 1 剂。

【功效】补肾健脑，祛瘀化痰。

【适应证】**脑血管性痴呆（肾精亏虚，脑脉痹阻）。**

【来源】王晶心，刘扬，洪军．"益智治呆方"治疗老年呆病经验．新疆中医药，2011，29（5）：87 – 89

当归芍药散

当归 15g 白芍 15g 川芎 15g 茯苓 15g 白术 10g 泽泻 30g

【用法】水煎服，每天 2 次，每日 1 剂。

【功效】活血化瘀通络，利湿化痰。

【适应证】**脑血管性痴呆（肝肾亏虚，瘀血阻络型）。**

【疗效】治疗 37 例，显效 14 例，有效 18 例，无效 5 例，总有效率 86.49%。

【来源】冀宏．当归芍药散治疗血管性痴呆的临床研究．山西中医，2000，16（2）：10－11

🪷 人参益智汤

人参 12g　黄芪 30g　白芍 10g　当归 10g　茯苓 10g　酸枣仁 10g　远志 10g　石菖蒲 10g　龙眼肉 20g　山药 20g　大枣 5 枚，甘草 5g

【用法】水煎服，每天 2 次，每日 1 剂。

【功效】养心益智，健脾益气。

【适应证】**脑血管性痴呆（心脾两虚型）。**

【来源】钟文华．人参益智汤治疗心脾两虚型老年呆病 26 例．浙江中医杂志，2011，46（3）：179

🪷 智灵汤

红参 8g　何首乌 30g　黄芪 30g　生地 24g　知母 15g，山萸肉 12g　枸杞子 24g　胆南星 10g　石菖蒲 10g　川芎 15g　水蛭 8g　白术 15g　制附子 6g　天麻 10g　虻虫 8g

【用法】先将水蛭、虻虫、红参用 75% 乙醇回流提取，提取物于 80℃ 干燥粉碎过 120 目筛后装入 1 号胶囊每粒 0.5g，相当于原生药 3g，每次 4 粒，早晚各 1 次，余药以冷水 800ml 浸泡 2 小时，然后以文火连煎 3 遍，合计 400ml，早、中、晚 3 次分服。每天 1 剂，每周服 5 剂，休息 2 天。肝肾亏虚型可配服知柏地黄丸，每次 1 丸，每天 2 次。

【功效】健脾益肾，补益脑髓。

【适应证】**脑血管性痴呆（脾肾两虚型）**。

【来源】阎乐法，刘百波，李光宗，等．智灵汤治疗老年血管性痴呆临床研究．中国中西结合杂志，1998，18（7）：388－391

清神汤

石菖蒲 15g　郁金 15g　川芎 10g　葛根 30g　女贞子 15g　枸杞子 15g　首乌 25g　菟丝子 30g　黄芪 30g

【用法】水煎服，每天 2 次，每日 1 剂。

【功效】豁痰开窍醒神，益智补脑填髓。

【适应证】**脑血管性痴呆（痰阻脑窍，元髓不足证）**。症见：神情呆滞，记忆力减退，智力减退，头晕、耳鸣、腰膝酸软、口角流涎，尿失禁，舌质紫暗，苔黄厚腻，脉沉细。

【疗效】治疗组 30 例，显效 9 例，有效 15 例，无效 6 例，总有效率 80%。

【来源】董超英．清神汤治疗脑血管性痴呆 30 例临床观察．中国中药，2009，13：81

定元悦神汤

人中白 15g　血竭 6g　石菖蒲 12g　郁金 10g　黄芪 30g　干姜 8g　杜仲 15g　炒白术 10g　茯神 15g　法半夏 10g　陈皮 10g　桂枝 8g

【用法】人中白、血竭（两药共研细末，每日分 2 次冲服），余药水煎服，每天 2 次，每日 1 剂。

【功效】温补脾肾，涤痰醒脑。

【适应证】**脑血管性痴呆（脾肾两虚，痰蒙神窍型）**。症见：语言謇涩，右侧肢体活动不利，面色晦暗，眩晕，耳鸣，大便秘结，舌质暗红、有瘀点，苔黄腻，脉弦滑。

【来源】王万兴. 陈宝贵治疗老年期脑血管性痴呆经验. 中医杂志, 2003, 16 (8): 579 – 580

🪷 补肾醒脑汤

制何首乌 30g　熟地黄 30g　党参 20g　黄芪 20g　川芎　丹参各 10g　石菖蒲 8g　白僵蚕 8g　远志 8g　炙甘草 6g

【用法】水煎服, 每天 2 次, 每日 1 剂。

【功效】补肾益精, 化痰逐瘀, 醒脑开窍。

【适应证】**脑血管性痴呆（痰浊瘀血, 肾虚精亏型）。**

【疗效】治疗组 25 例, 有效 22 例, 无效 3 例, 总有效率 88%。

【临证加减】痰湿盛者加制半夏 10g、天竺黄 12g, 热盛加淡竹叶 15g、知母 12g, 瘀血阻络加红花 10g、水蛭 5g。

【来源】王强, 胡蓉, 仲秀艳, 等. 补肾通督醒脑法治疗血管性痴呆 25 例. 河南中医, 2008, 28 (4): 38 – 39

🪷 化痰健脑汤

制首乌 10g　熟地 10g　生地 10g　枸杞 10g　酸枣仁 10g　远志 10g　当归 10g　石菖蒲 10g　川芎 10g　钩藤 10g　丹皮 10g　法半夏 10g　五味子 6g　制南星 6g　甘草 6g

【用法】水煎服, 每天 2 次, 每日 1 剂。

【功效】补肝益肾, 化痰健脑。

【适应证】**脑血管性痴呆（肝肾亏虚, 瘀血阻络, 痰浊上扰型）。**症见: 健忘, 反应迟钝, 表情呆板, 口角流涎, 肢体麻木, 半身不遂, 口眼歪斜, 纳呆, 形体肥胖, 胸闷咳痰, 耳聋耳鸣, 齿脱, 腰酸, 肢冷, 腿软, 尿频尿短, 舌淡胖大, 有齿痕, 舌苔白腻或水滑, 脉沉细或脉软无力。

【疗效】治疗组显效 7 例, 有效 19 例, 无效 10 例, 总有效率 72.22%。

【来源】潘少骅，刘凤英，彭小南. 中西医结合治疗血管性痴呆症 36 例观察. 实用中医药杂志，2005，25（12）：732 - 733

安神益脑汤

酸枣仁 30g　夜交藤 30g　丹参 30g　益智仁 30g　当归 15g　党参 15g　茯苓 15g　枸杞子 20g　何首乌 20g　白术 12g　清半夏 12g　石菖蒲 12g　远志 12g

【用法】水煎服，每天 2 次，每日 1 剂。

【功效】养心安神，健脾补肾，益脑开窍。

【适应证】**脑血管性痴呆（气滞血瘀，心神失养，肾精亏虚型）。**

【疗效】治疗组 60 例中，临床治愈 14 例，显效 28 例，有效 18 例，全部有效。

【来源】陈莲凤. 中西医结合治疗血管性痴呆 60 例疗效观察. 山西中医，2007，23（2）：33 - 34

河车大造丸加减

紫河车 30g　熟地黄 30g　天冬 10g　麦冬 10g　杜仲 10g　怀牛膝 15g　山茱萸 15g　茯苓 15g　陈皮 10g　丹参 15g　桃仁 10g　红花 10g

【用法】水煎服，每天 2 次，每日 1 剂。

【功效】养阴潜阳，祛瘀通络。

【适应证】**脑血管性痴呆（肝肾阴虚，痰蒙清窍）。**

【疗效】治疗组 30，有效 24 例，无效 6 例，总有效率 80%。

【来源】谭涛. 中西医结合治疗血管性痴呆 30 例总结. 河南中医，2012，28（3）：31 - 32

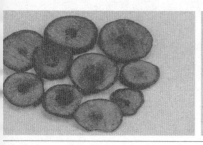
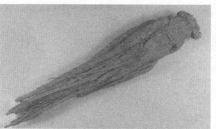
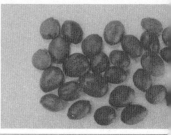

第五章

高血压脑病

　　高血压脑病（HE）是指由于动脉压突发急骤升高，导致脑小动脉痉挛或脑血管调节功能失控，产生严重脑水肿的一种急性脑血管疾病，是高血压病的严重并发症之一。其主要临床表现为起病急骤，头痛、恶心、呕吐、黑矇、视物模糊、烦躁、意识模糊、嗜睡和癫痫发作等，出现神经系统局灶体征者不多见。

　　本病的诊断要点：①本病常因过度劳累、紧张和情绪激动所诱发，一般需经历12~48小时才出现高血压脑病征象，但也有几分钟内发生者。②血压升高尤以舒张压为主，舒张压常超过120mmHg。③脑水肿和颅内高压的症状：先是弥漫性头痛，继之出现呕吐、烦躁不安、心动过缓、脉搏有力、视力模糊、黑矇、抽搐、意识障碍，甚至昏迷。④可产生暂时性偏瘫、失语、病理性神经反射等征象。⑤眼底检查：视乳头水肿、渗出、出血。⑥易发生在突然发生高血压患者，如急性肾小球肾炎、妊娠中毒症、伴肾功能不全的高血压以及在脑动脉硬化基础上。根据血压升高，结合临床表现，诊断多无困难，必要时作脑脊液检查，可有脑脊液压力增高及蛋白含量增高等改变。

中医认为高血压脑病属于"头痛"、"眩晕"、"中风"和"痫证"范畴。多系情志所伤，饮食不节，劳逸不当等使肝肾阴虚，肝阳上亢，风火相煽，气血并逆，挟痰挟风，脉络痹阻，清窍蒙蔽所致。前贤亦将其概括为风、火、气、血、痰、虚六端。主要由于机体阴阳失调，阴虚于下，阳亢于上，风扰火壅，脑络不和，气血不利，神机运转不灵所致。本病在临床上可分为急性期和恢复期。急性期主要是指起病急骤，病情在短时间内明显加重，如经及时合理治疗，一般在3天至1周明显好转者；恢复期即指急性期过后的一段时期，此时病情相对稳定，症状相对较轻，病情趋于恢复，时间长短因人而异。急性期主要分为肝阳上亢、脑络气壅，气火上逆、脑络血壅，脑络弛缓、津水外渗，毒滞脑络、脑神受损四个证型；恢复期主要分为肝肾阴虚、脑络不和，痰瘀互结、脑络阻滞两个证型。病机属性总以内生诸邪，邪实壅盛为标，肝脾肾亏虚，尤以肝肾阴虚为本。治疗上，前者重在祛邪，后者重在扶正，并兼顾通络、利络、护络等。下面介绍一些验方，供读者参考。

❀ 石决牡蛎汤

石决明30g（先煎）　　生牡蛎30g（先煎）　　白芍15g　牛膝15g
钩藤15g　莲子心6g　莲须10g

【用法】水煎服，每天2次，每日1剂。

【功效】平肝潜阳。

【适应证】**高中压脑病（肝阳上亢型）**。症见：多见平素头晕头痛，耳鸣目眩，少寝多梦，突然发生口眼㖞斜，舌强语謇，或手足重滞，半身不遂，神昏不醒。舌质红，苔腻，脉弦滑数。

【临证加减】苔黄、脉数有力者加黄芩12g；头痛明显者加菊花10g。

【疗效】治疗 56 例，显效 47 例，有效 6 例，无效 3 例，总有效率为 94.64%。

【来源】李少松，张英丽. 石决牡蛎汤治疗高血压脑病 56 例临床观察. 中国中医急症，2012. 21（9）：1662

🪷 养血柔肝熄风汤

当归 10g　白芍 10g　全蝎 10g　天麻 15g　僵蚕 15g　枸杞子 15g　地龙 15g　钩藤 18g　菊花 18g　牛膝 30g　龙骨 30g　牡蛎 30g　蜈蚣 4条（去头足）

【用法】水煎服，每天 2 次，每日 1 剂。

【功效】养血，柔肝，熄风。

【适应证】**高血压脑病（肝肾阴虚型）**。口眼㖞斜，语言不利，口角流涎，伴见肌肤不仁，手足麻木。苔薄白，脉浮数。

【临证加减】心烦、口苦、失眠等心火亢奋者，加黄连、肉桂、炒枣仁；急躁易怒、目赤、口苦等肝胆火盛者，加龙胆草；夏枯草，口黏腻、舌苔黄厚等挟痰热者，加瓜蒌、胆星，肝阳过亢、舒张压超过 120mmHg 时，加磁石、防己。

【疗效】治疗 60 例，痊愈 47 例，有效 10 例，无效 3 例，总有效率为 95%。

【来源】赵育才，王淑青. 王国三治疗高血压脑病经验. 上海中医药杂志，1990，12：7

🪷 调胃承气汤加味

大黄（后下）15g　芒硝 15g（冲）　甘草 5g　丹皮 10g　制南星 10g　生地 30g　生牡蛎 30g　天竺黄 12g　石菖蒲 12g

【用法】水煎至 200ml，分 2 次鼻饲。再按上方水煎至 300ml，候温度适中保留灌肠。

【功效】熄风豁痰，通腑泄热。

【适应证】**高血压脑病（风阳上扰、痰热内盛）**。症见：面赤耳热，气粗口臭，躁扰不宁，大便不通，并见口眼㖞斜，舌强语謇或神昏。舌质红，苔黄厚腻，脉弦滑而数。

【来源】徐素红. 泻下通腑法救治中风急症. 新中医，1996，12：84

中风 1 号方

生白芍 15g　钩藤 15g　僵蚕 10g　益母草 20g　生蒲黄 10g　羌活 6g　珍珠母 30g　竹沥 10g　半夏 10g

【用法】水煎服，每天 2 次，每日 1 剂。

【功效】平肝熄风，化痰通络。

【适应证】**高血压脑病（肝阳上亢，痰阻脑络）**。

【疗效】治疗 34 例，基本痊愈 10 例，显效 3 例，有效 16 例，无效 3 例，恶化 2 例，总有效率达 85.30%

【来源】张卫华，祝光礼，钱宝庆，等. 中风 1 号治疗急症中风 34 例临床观察. 浙江中医学院学报，1989，13（4）：14 – 16

升清降浊化瘀汤

丹参 20g　葛根 12g　泽泻 30g　白术 15g　半夏 15g　天麻 20g　陈皮 12g　茯苓 15g　甘草 5g

【用法】水煎服，每天 2 次，每日 1 剂。

【功效】升清降浊，活血化瘀。

【适应证】**高血压脑病（痰浊瘀血阻窍）**。

【来源】张云辉. 自拟升清降浊化瘀汤治疗椎－基底动脉供血不足性眩晕 53 例. 中国健康月刊，2011，（5）：25

清空膏加味

羌活 6g　防风 6g　黄芩 5g　黄连 3g　川芎 10g　甘草 3g　柴胡

10g 葛根 12g 龙胆草 6g 代赭石 15g

【用法】水煎服，每天 2 次，每日 1 剂。

【功效】祛风，清热，胜湿。

【适应证】**高血压脑病（风邪湿热上扰，清窍失聪）。**

【来源】钱俊. 近效术附汤、清空膏治疗眩晕的体会. 南京中医药大学学报，1996，12（3）：44

近效术附汤

熟附片 10g 白术 10g 茯苓 20g 黄芪 20g 淫羊藿 10g 补骨脂 10g 干姜 2g

【用法】水煎服，每天 2 次，每日 1 剂。

【功效】温补脾肾，利水降浊。

【适应证】**高血压脑病（脾肾阳虚证，水湿内停证，寒饮上逆证）。**

【来源】钱俊. 近效术附汤、清空膏治疗眩晕的体会. 南京中医药大学学报，1996，12（3）：44

三承气汤加减化裁

大黄（后下）15g 芒硝（冲）15g 甘草 5g 丹皮 10g 制南星 10g 生地 30g 生牡蛎 30g 天竺黄 12g 石菖蒲 12g

【用法】水煎服，分 2 次鼻饲。再按上方水煎至 300ml，候温度适中保留灌肠。

【功效】熄风豁痰，通腑泄热。

【适应证】**高血压脑病（风阳上扰、痰热内盛证）。**肢体活动不灵，言语不利，口角流涎。

【来源】徐素红. 泻下通腑法救治中风急症. 新中医，1984，5：84

🪷 三仁汤合小承气汤加味

杏仁 10g　薏苡仁 15g　白蔻仁 10g　半夏 10g　滑石 12g　厚朴 12g　通草 8g　竹叶 8g　枳实 10g　大黄 6g　郁金 15g　石菖蒲 20g　钩藤 20g

【用法】水煎服，每天 2 次，每日 1 剂。

【功效】芳香化湿，通腑泻浊，开窍醒神。

【适应证】**高血压脑病（中风闭证 – 湿浊蒙蔽清窍）**。症见：面红如醉，神志昏蒙，时有谵语，舌质淡红、苔白厚腻，脉滑数。

【来源】才迎春，张国江 . 中风急症治验 2 则 . 中国中医急症，2011，20（12）：1907 – 1913

🪷 出血 1 号方

水牛角 15g　钩藤 15g　石决明 15g　牛膝 15g　生地黄 15g　牡丹皮 15g　白芍 20g　黄芩 15g　栀子 15g　槐花 10g　地榆 10g　大黄 6g　竹茹 10g

【用法】水煎服，每天 2 次，每日 1 剂。

【功效】平肝熄风，凉血止血，清热豁痰。

【适应证】**高血压脑病（风火痰瘀闭窍证）**。症见：面红身热、躁动不宁、呕吐频作、呼吸急促、喉中痰鸣，甚则昏不识人、四肢抽搐等。

【来源】王晓玲，唐勇，张展峰，等 . 中西医结合序贯方案治疗出血性中风 56 例疗效观察 . 中医杂志，2012，53（10）：857 – 859

🪷 降逆止血汤

牛膝 20g　生地 15g　代赭石 30g　白芍 15g　大黄 10g　茜草 12g　生蒲黄 10g　钩藤 12g　旱莲草 12g　珍珠母 15g

【用法】水煎服，每天 2 次，每日 1 剂。

【功效】平肝熄风，凉血化瘀。

【适应证】**高血压脑病（风阳上扰，血溢络外）。**

【来源】高希贤. 蛛网膜下腔出血的中医治疗. 河北中医，1988：18

❀ 补肾通络化痰方

女贞子 20g　制首乌 15g　桑寄生 15g　川芎 12g　丹参 15g　土鳖虫 9g　白蒺藜 15g　地龙 10g　全蝎 6g　白芍 30g　半夏 15g　白芥子 8g　陈皮 9g　天麻 12g　皂刺 9g　白芷 6g　香附 12g

【用法】水煎服，每天 2 次，每日 1 剂。

【功效】补益肝肾，化痰通络。

【适应证】**高血压脑病（肝肾阴虚、痰瘀阻络型）。**症见：头痛剧烈、突然晕倒，言语不利，肢体活动不利，口干口苦，口唇歪斜，口角流涎，舌质暗紫，苔厚腻，脉弦涩。

【临证加减】肝阳上亢加夏枯草、石决明、怀牛膝；风热上犯，加黄芩、菊花、桑叶；气虚乏力加党参、黄芪；湿热偏重，头重如裹，去白芍，加滑石、苡仁、云苓；大便不爽加大黄、槟榔；阳虚加吴萸、细辛。

【疗效】治疗 46 例，痊愈 28 例，显效 11 例，好转 4 例，无效 3 例，总有效率 93.5%。

【来源】吴沛田. 补肾通络化痰方治疗偏头痛. 中国临床医生，2004，32（3）：45

❀ 麝香四黄汤

牛黄 1g（冲）　麝香 1g（冲）　羚羊角 0.6g（冲）　大黄 6g　天竺黄 10g　胆南星 10g　黄连 10g　黄芩 10g　栀子 10g　郁金 10g　钩藤 15g　珍珠粉 1g（冲）　冰片 0.5g（冲）

【用法】除标明冲服药味外，余药水煎服，每天 2 次，每日 1 剂。

【功效】化痰开窍，通腑泄热。

【适应证】**高血压脑病（疾热腑实证）**。半身不遂，言语謇涩或不语，口舌歪斜，感觉减退或消失，腹部胀满，便干便秘，口气臭秽，呃逆，头晕目眩，咯痰或痰多；舌质暗红或暗淡，舌苔黄厚腻，脉滑实或弦滑而大。

【来源】唐文静. 麝香四黄汤治疗出血性中风痰热腑证的临床研究. 山东中医药大学. 2012，4：20

🪷 潘氏验方

　　清半夏 10g　陈皮 10g　黄芩 10g　夏枯草 20g　钩藤 20g　地龙 10g　白芍 10g　胆南星 10g　大黄 10g　麦冬 10g　玄参 30g

【用法】水煎服，每天 2 次，每日 1 剂。

【功效】清热熄风，化痰通络，清热生津。

【适应证】**高血压脑病（痰热上扰，阴津亏虚）**。症见：神志转清，半身不遂，舌强不语或语言謇涩，便干而秘，或痰多，或头，舌质暗红干而少津，苔薄黄，脉弦细数。

【来源】潘龙，曹彩霞. 急性期脑出血中医三期辨证治疗. 陕西中医学院学报，1993，16（4）：7－8

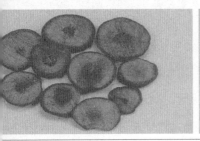 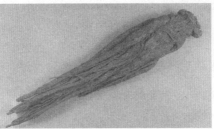 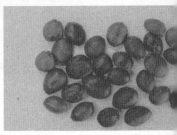

第六章

颅内动脉瘤

　　颅内动脉瘤是引起自发性蛛网膜下腔出血的最常见原因。其病程隐匿，起病突然，一旦发病，死亡率或致残率相当高，因而被称为颅内的"不定时炸弹"，是最危险的脑血管病之一。首次发生破裂出血后即约有 8％~32％的患者死亡，一年内残死率在 60％以上，2 年内残死率高达 85％以上。以下介绍三种颅内动脉瘤：囊性动脉瘤、动脉硬化性动脉瘤、感染性动脉瘤。

第一节 囊性动脉瘤

囊性动脉瘤（ISA），也称颅内浆果样动脉瘤，是脑动脉的局限性异常扩张，为临床上最常见的出血性脑血管病。

本病的诊断要点：主要发生于颅底部的颈内动脉分叉，前、后交通动脉处，或椎基底动脉。动脉局部的弹力层和肌层变弱，而突出为瘤，一般在1cm以下。临床症状主要是急性蛛网膜下腔出血、脑实质出血或脑室内出血。未破裂之前则常被忽视，可有头痛及局部压迫症状，特别是颅神经麻痹。家族性囊性动脉瘤常为多发。本病也常伴全身病和其他血管病，如主动脉缩窄、多囊肾、烟雾病等。MRI 和 MRA 可助诊断，但血管造影更为可靠。

囊性动脉瘤未破裂归属于中医的头痛范畴，中医学"头痛"范畴，病位在头，多因头部气血不畅所致。头位于人之高位，唯风可到，风邪上扰，清阳之气受阻，发为头痛。头痛反复发作，缠绵难去，久痛入络，故伏痰、瘀血的致病特点。头乃诸阳之会，髓海之源，诸窍内外相连，脏腑经络相通，内伤七情，肝气郁结，肝失条达，气机不畅，气郁痰阻，气血失调，脉络瘀阻，可致气滞、血瘀或痰阻，阻滞脑窍，不通则痛。

破裂后归属于中医的中风、类中风、真头痛范畴，情志内伤，肝失条达，郁而化火，肝阳暴亢，肝风上扰，血随气逆，气血并行于上，蒙闭清窍，导致剧烈头痛，突然昏仆，不省人事；心火暴甚或肾阴不足，水不涵木，阴虚阳亢，热气伏郁，继而卒倒无知；脾虚健运失调，聚湿生痰，痰热上扰，阻遏清阳则头痛；痰浊蒙蔽清窍，则突然昏仆，不省人事。本病主要是风、火、痰、气、血、虚六大因素，本虚标实。本虚为肝肾阴虚和气血不足，标实为风、火、痰相因为患，故急性期主要采用平肝熄风、化痰开窍等法治疗。下面介绍一些验方，供读者参考。

🪷 通窍蜈蝎汤

蜈蚣2条　全蝎5g　丹参30g　川芎20g　当归10g　赤芍10g
生地30g　延胡索15g　怀牛膝6g　木香6g　甘草6g

【用法】水煎服，每天2次，每日1剂。

【功效】活血化瘀，涤络通窍。

【适应证】**囊性动脉瘤（血瘀型头痛）。**

【临证加减】部分患者可根据疼痛部位不同随证加减，若前额痛甚者加葛根、升麻；两侧疼痛加黄芩等；后头痛甚加羌活；巅顶痛者加藁本、吴茱萸等。

【疗效】治疗60例痊愈33例；显效17例；有效8例；无效2例；总有效率96.6%。

【来源】柳月霞，赵晋元．通窍蜈蝎汤治疗血管神经性头痛60例．实用中医内科杂志，2005，19（1）：44

🪷 补肾通络化痰方

女贞子20g　制首乌15g　桑寄生15g　川芎12g　丹参15g　土鳖虫9g　白蒺藜15g　地龙10g　全蝎6g　白芍30g　半夏15g　白芥子8g　陈皮9g　天麻12g　皂刺9g　白芷6g　香附12g

【用法】水煎服，每天2次，每日1剂。

【功效】补益肝肾，化痰通络。

【适应证】**囊性动脉瘤（肝肾阴虚，痰瘀阻络型）。**

【临证加减】肝阳上亢加夏枯草、石决明、怀牛膝；风热上犯，加黄芩、菊花、桑叶；气虚乏力加党参、黄芪；湿热偏重，头重如裹，去白芍，加滑石、苡仁、云苓；大便不爽加大黄、槟榔；阳虚加吴萸、细辛。

【疗效】治疗46例，痊愈28例，显效11例，好转4例，无效3例，总有效率93.5%。

【来源】吴沛田．补肾通络化痰方治疗偏头痛．中国临床医生，2004，32（3）：45

化瘀益元丸

人参 35g　黄芪 20g　麦冬 20g　五味子 10g　红花 20g　白芍 20g
川芎 20g　乳香 25g　没药 25g　延胡索 30g　制大黄 20g　淫羊藿 20g
砂仁 30g　附片 30g　葛根 20g　冰片 10g

【用法】上诸药研末，每次 6g，一日 3 次，温水送服，15 天为一个疗程，共服 6 个疗程。

【功效】益气养阴，温通经络，活血止痛。

【适应证】**囊性动脉瘤（肾虚血瘀型）。**

【来源】李柏林，丁涛．化瘀益元丸治疗偏头痛 50 例．河南中医，2003，23（6）：24

芎葛汤

川芎 9g　葛根 15g　白芍药 10g　当归 10g　柴胡 10g　郁金 10g
白芥子 10g　藁本 8g　川牛膝 10g　甘草 6g

【用法】水煎服，每天 2 次，每日 1 剂。

【功效】祛风活血，解郁化痰。

【适应证】**囊性动脉瘤（头痛—痰瘀阻窍型）。**症见：头痛反复发作，部位多在一侧或颞侧，疼痛多呈阵发性或间歇性跳痛、胀痛、刺痛或昏痛，头痛严重时伴有恶心、呕吐，发作间歇期则完全正常或仅有头部沉重感，舌质淡红或淡暗或有瘀点、瘀斑或见舌下脉络迂曲，苔白腻，脉弦滑或弦。

【疗效】治疗 71 例，临床治愈 58，效 9 例，无效 4 例，总有效率 94.4%。

【来源】刘力，闫咏梅．芎葛汤治疗血管性头痛 71 例疗效观察．上海中医药杂志，2006，40（12）：24–25

🪷 中风 1 号方

生白芍 15g　钩藤 15 克　僵蚕 10g　益母草 20g　生蒲黄 10 克

羌活 6g　珍珠母 30 克　竹沥 10g　半夏 10g

【用法】水煎服，每天 2 次，每日 1 剂。

【功效】平肝熄风，化痰通络。

【适应证】囊性动脉瘤（中经络及中脏腑之轻症者）。

【临证加减】中脏腑者加用鲜竹沥 20ml/次，2 次/日；姜汁 5ml/次，2 次/日。高血压者加复方罗布麻片，3 片/次，3 次/日。极个别脑水肿明显者酌情加甘露醇静滴。

【疗效】治疗 34 例，其中基本痊愈者 10 例，显效者 3 例，有效者 16 例，无效 3 例，恶化 2 例，总有效率达 85.30%。

【来源】张卫华，祝光礼，钱宝庆，郑淑美. 中风 1 号治疗急症中风 34 例临床观察. 浙江中医学院学报，1989，13（4）：14－15

第二节　动脉硬化性动脉瘤

动脉硬化性动脉瘤是指动脉壁发生粥样硬化使弹力纤维断裂及消失，削弱了动脉壁而不能承受巨大压力，硬化造成动脉营养血管闭塞，使血管壁变性，膨出。

动脉硬化性动脉瘤未破裂归属于中医的头痛范畴，中医学"头痛"范畴，病位在头，多因头部气血不畅所致。头乃诸阳之会，髓海之源，诸窍内外相连，脏腑经络相通，内伤七情，肝气郁结，肝失条达，气机不畅，气郁痰阻，气血失调，脉络瘀阻，可致气滞、血瘀或痰阻，阻滞脑窍，不通则痛。破裂后归属于中医的中风、类中风、真头痛范畴，情志内伤，肝失条达，郁而化火，肝阳暴亢，肝风上扰，血随气逆，气血并行于上，蒙闭清窍，导致剧烈头痛，突然昏仆，不省人事；心火暴甚或肾阴不足，水不涵木，阴虚阳亢，热气伏郁，继而卒倒无知；脾虚健运失调，聚湿生痰，痰热上扰，阻遏清阳则头痛；痰浊蒙蔽清窍，则突然昏仆，不省人事。本病主要是风、火、痰、气、血、虚六大因素，本虚标实。本虚为肝肾阴虚和气血不足，标实为风、火、痰相因为患，故急性期主要采用平肝熄风、化痰开窍等法治疗。下面介绍一些验方，供读者参考。

🪷 散偏汤加味

郁李仁 15g　川芎 15g　白芷 10g　白芥子 10g　白芍 10g　柴胡 10g　甘草 6g　细辛 4g

【用法】水煎服，每天 2 次，每日 1 剂。

【功效】行气涤痰，活血止痛。

【适应证】**动脉硬化性动脉瘤（痰瘀互结型）**。症见：头痛剧烈，以搏动痛、胀痛、钻痛为多，伴有畏光、流泪、恶心、口苦、眩晕、烦躁易怒等症状，舌象变化不明显，舌质大部正常，舌苔薄白居多；脉象多弦。

【来源】张聪珍．"散偏汤"加味治疗偏头痛 64 例．陕西中医，2007，28（9）：1176－1177

🪷 温肾通络方

鹿角霜 15g　黄芪 15g　淫羊藿 12g　巴戟天 12g　山楂 12g　丹参 15g　蒲黄 15g　川芎 15g

【用法】水煎服，每天 2 次，每日 1 剂。

【功效】温肾，通络，活血。

【适应证】**动脉硬化性动脉瘤（阳虚血瘀型）**。症见：头部空痛，时伴眩晕，嗜睡或失眠，健忘，腰痛足软，夜间尿多，舌质淡暗，脉弦缓。

滋肾通络方

生地黄 15g　枸杞子 12g　女贞子 12g　麦冬 12g　丹参 10g　蒲黄 10g　当归 10g　山楂 15g

【用法】水煎服，每天 2 次，每日 1 剂。

【功效】滋肾，通络，活血。

【适应证】脑动脉硬化性动脉瘤（阴虚血瘀型）。症见：头晕而痛，失眠健忘，口干目涩，大便干结，舌质暗红，苔少，脉细而弦涩。

【来源】染艳芒. 辨证治疗脑动脉硬化症 56 例. 广西中医药，1996，19（2）：18

降逆止血汤

牛膝 20g　生地 15g　代赭石 30g　白芍 15g　大黄 10g　茜草 12g　生蒲黄 10g　钩藤 12g　旱莲草 12g　珍珠母 15g

【用法】水煎服，每天 2 次，每日 1 剂。

【功效】平肝熄风，凉血化瘀。

【适应证】动脉硬化性动脉瘤（风阳上扰，血溢络外）。

【来源】高希贤. 蛛网膜下腔出血的中医治疗. 河北中医，1988：18

加减桃红四物汤

当归 9g　赤芍 9g　桃仁 9g　红花 9g　益母草 12g　钩藤 12g　白蒺藜 12g　丹参 10g　白芍 10g　炙甘草 6g　生龙骨 12g　生牡蛎 12g　珍珠母 12g

【用法】水煎服，每天 2 次，每日 1 剂。

【功效】活血化瘀。

【适应证】动脉硬化性动脉瘤（瘀血阻滞型）。

【疗效】治疗 6 例，显效 6 例，总有效率 100%。

【来源】韩树芬，高长玉．中西医结合治疗蛛网膜下腔出血 6 例报告．福建中医药，1987，5：26

丹芷芎汤

丹参 20g　钩藤 15～30g　白芷 12～15g　川芎 30～40g　蜈蚣 2 条（去头足）　全蝎 4～6g　僵蚕 10～12g　当归 15～20g

【用法】水煎服，每天 2 次，每日 1 剂。

【功效】熄风止痛，化瘀通络。

【适应证】**动脉硬化性动脉瘤（肝阳上亢，瘀血阻络型）。**

【疗效】治疗结果本组 33 例中，临床治愈 24 例，好转 5 例，无效 4 例，总有效率为 87.9%。

【来源】杨芬明．血管性头痛的中医治疗——33 例临床观察．湖南中医杂志，1989，2：16－17

血府逐瘀汤加减

桃仁 20　川芎 15g　当归 15g　生地 15g　牛膝 15g　赤芍 15g　红花 10g　柴胡 10g　桔梗 10g　甘草 10g

【用法】水煎服，每天 2 次，每日 1 剂。

【功效】活血化瘀。

【适应证】**动脉硬化性动脉瘤（血瘀型）。**

【临证加减】伴脘腹满闷，头痛如裹，舌体胖大苔滑腻者加法半夏 15g，苍术 15g；因情志因素诱发或伴气滞者加枳壳 15g，柴胡剂量在原方基础上加倍。疼痛遇寒即发或加重者，加细辛 7g，制川乌 15g；偏于血瘀者，加三七 10g，桃仁、赤芍剂量在原方基础上加倍。

【疗效】治愈 12 例；显效 10 例，有效 5 例，无效 3 例，总有效率 90%。

【来源】赵国民，邢洪君，刘明，等．中医治疗血管性头痛 30 例临床报告．中医药

学报，1993，1：38－39

第三节　感染性动脉瘤

感染性动脉瘤是感染造成脑血管壁破坏后所形成的动脉瘤。在颅内动脉瘤中少见，占颅内动脉瘤的 2%～6%。

本病的诊断要点：非特异性临床表现：搏动性肿块，伴有疼痛（胀痛或跳痛），瘤体压迫局部神经可有麻木、放射性疼痛。特异性临床表现：尽管感染性主动脉瘤可见于各年龄组中，但高龄和伴动脉粥样硬化者最常见。除了动脉瘤的临床表现外，同时有发热、白细胞增多、体重下降、血沉增快等全身感染表现，约 70% 患者血培养阳性。约 40% 的患者有典型的三联征：发热、疼痛和搏动性肿块。疼痛多为持续性。约 40% 患者直至动脉瘤破裂时才被确诊，因此对于迅速增大的搏动性肿块患者如出现不明原因的发热，血象增高，血培养阳性时，应考虑本病。

感染性动脉瘤未破裂归属于中医的头痛范畴，中医学"头痛"范畴，病位在头，病因为感受风邪、情志内伤、饮食不节、忧思劳累、久病致瘀的基础上造成肝肾等脏腑功能失调，风袭脑络、风阳内动、痰浊阻滞、瘀血阻络所致。治疗原则予祛风通络，平抑肝阳，活血化瘀，化痰开窍等。破裂后归属于中医的中风、类中风、真头痛范畴，中风的病因病机是在气血内虚的基础上，因劳倦内伤、忧思恼怒、嗜食厚味及烟酒等诱因，引起阴阳失调、气血逆乱、直冲犯脑，导致脑脉痹阻或血溢脉外，病变过程会出现风、火、痰、瘀、气、虚六种病理因素，初期以风、火、痰、瘀为主，后期虚、瘀为主，故急性期主要采用平肝熄风、化痰开窍等法治疗，后期以补虚、活血、化瘀、通络为主。下面介绍一些验方，供读者参考。

天麻钩藤饮加减

石决明 15g 天麻 10g 钩藤 15g 牛膝 15g 栀子 10g 黄芩 10g 夜交藤 15g 龙胆草 15g 夏枯草 10g 川芎 10g 柴胡 10g 丹参 10g 延胡索 15g

【用法】水煎服，每天 2 次，每日 1 剂。

【功效】平肝潜阳。

【适应证】**感染性动脉瘤（肝阳上亢型）**。症见：头痛目眩，心烦易怒，睡眠不宁，面红目赤，口苦，舌红，苔薄黄，脉弦有力。

【来源】静馨，郭伟聪. 中医辨证治疗偏头痛 62 例. 福建中医药，2012，43（6）：45－46

川芎茶调散加减

荆芥 12g 防风 6g 细辛 6g 川芎 12g 藁本 6g 白芷 6g 羌活 6g 薄荷 6g 甘草 3g

【用法】水煎服，每天 2 次，早晚餐后清茶送服，每日 1 剂。

【功效】疏风清热止痛。

【临证加减】若疼痛较剧者加僵蚕 3g，白菊花 18g；恶心、呕吐甚者加半夏 9g，生姜 6g；畏光流泪者加白菊花 10g，决明子 10g，白蒺藜 6g；若因情绪波动而引发者加柴胡 8g，郁金 15g，减用薄荷至 3g；若因劳累而引发者加用补中益气丸 8 粒，3 次∕日，餐前水冲服；若风热上犯者加白菊花 10g，蔓荆子 12g。

【适应证】**感染性动脉瘤（风热型）**。

【来源】米勇锋，刘珍. 20 例血管神经性头痛中医治疗体会. 武警医学，2001，13（4）：215－216

🪷 麝香四黄汤方

牛黄（冲）1g　麝香（冲）1g　羚羊角（冲）0.6g　大黄6g

天竺黄10g　胆南星10g　黄连10g　黄芩10g　栀子10g　郁金10g

钩藤15g　珍珠粉（冲）1g　冰片（冲）0.5g

【用法】除上方标注冲服药味外，余药水煎服，每天2次，每日1剂。

【功效】化痰开窍，通腑泄热。

【适应证】**感染性动脉瘤（痰热腑实型）**。症见：半身不遂，言语謇涩或不语，口舌歪斜，感觉减退或消失，腹部胀满，便干便秘，口气臭秽，呃逆，头晕目眩，咯痰或痰多；舌质暗红或暗淡，舌苔黄厚腻，脉滑实或弦滑而大。

🪷 半夏白术天麻汤加减

半夏10g　天麻10g　茯苓10g　橘红10g　白术10g　生姜10g

白蒺藜10g　蔓荆子10g　厚朴6g　柴胡10g　丹参10g　延胡索15g

【用法】水煎服，每天2次，每日1剂。

【功效】化痰降逆。

【适应证】**感染性动脉瘤（痰浊上蒙型）**。症见：头痛沉重，眩晕呕恶，胸脘满闷，肢重体僵。舌体胖，苔白腻，脉弦滑。

【来源】静馨，郭伟聪. 中医辨证治疗偏头痛62例. 福建中医药，2012，43（6）：45－46

🪷 清热活血方

大黄粉6g（冲服）　天麻15g　钩藤15g　川牛膝20g　杭菊花20g　黄芩15g　栀子15g　石菖蒲20g　桃仁15g　红花6g　赤芍15g

丹参15g

【用法】水煎服，口服或鼻饲，每日1剂，连服15日，以大便稀、每日不超过 3 次为度；若超过 3 次，大黄粉剂量减半。

【功效】 清热化痰，活血化瘀。

【适应证】 **感染性动脉瘤（痰热内扰，活血化瘀型）。**

【来源】 张玉松. 清热活血法联合脑脊液置换术治疗原发性蛛网膜下腔出血临床观察. 中国中西医结合急救杂志，2006，11，13（6）：351

🪷 潘氏验方

清半夏 10g 陈皮 10g 黄芩 10g 夏枯草 20g 钩藤 20g 地龙 10g 白芍 10g 胆南星 10g 大黄 10g 川牛膝 6g 三七粉（冲）3g

【用法】 水煎服，每天 2 次，每日 1 剂。并配合安宫牛黄 1 丸，清开灵注射液 20ml 加入液体静滴。若昏迷不省人事，可采用鼻饲或中药。

【功效】 通腑化痰，清热熄风，开窍醒神。

【适应证】 **感染性动脉瘤（痰热阻窍，腑实不通型）。** 症见：突然昏仆，半身不遂，神志恍惚或昏迷，鼻翼扇动，躁扰不宁，舌质红绛，舌苔黄腻或燥黑，脉弦滑数。

【来源】 潘龙，曹彩霞. 急性期脑出血中医三期辨证治疗. 陕西中医学院学报. 1993，16（4）：7－8

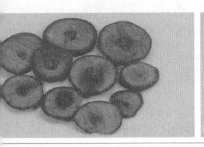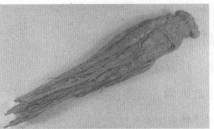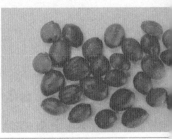

第七章

脑血管畸形

　　脑血管畸形是脑血管先天性、非肿瘤性发育异常。是指脑血管发育障碍而引起的局部血管数量和结构异常，并对正常脑血流产生影响。其破裂出血主要表现为脑内出血或血肿。其多见于年轻人，得到确诊年龄平均为 20 ~ 40 岁。脑血管畸形在没有发病的时候，是感觉不出来的，除非做脑血管造影检查，所以发病以前很少能得到诊断，由于畸形使得正常的血管出现了虚弱环节，在人情绪激动或其他可刺激血压升高的时候（如醉酒、吸烟，高度紧张，甚至是性爱的时候），该处血管由于不能承受突然升高的压力而破损，也就是出血了。这时，患者出现剧烈头痛，昏迷等症状，才会去就诊。如果出血不多，及时送医，还能救治，否则就有生命危险，或最终变成植物人。脑血管畸形亦称血管瘤，非真性肿瘤，系先天性脑血管发育异常，临床上有多种类型，其中以动静脉畸形多见。本病多见于男性，临床表现的畸形血管破裂出血为最常见症状。部分病人以癫痫为首发症状；由于"盗血"现象，局限性脑缺血可致脑萎缩，智力减退，精神不正常可存在。如出血严重，出现脑瘫，如不及时救治，常可致死。

第一节　脑动静脉畸形

脑动静脉畸形又称脑血管瘤、血管性错构瘤，简称脑 AVM。是一种局部脑血管发育异常、动静脉之间直接交通而形成的先天性疾病，动静脉之间无毛细血管、代之以迂曲的血管团。脑 AVM 是在胚胎 3、4 周时，脑血管发育过程受到阻碍，动静脉之间直接交通而形成的先天性疾病，在形态上是一堆结构变异的动脉和静脉交错缠绕在一起的血管团。

本病的诊断要点：常见的临床表现包括出血、癫痫、头痛和神经功能缺陷等。脑 AVM 的临床诊断主要依据以下几点：①蛛网膜下腔出血；②癫痫发作；③头痛；④进行的神经功能障碍。影像学诊断主要依据 CT、MRI、DSA等影像学资料。DSA 仍是诊断颅内动脉瘤和脑动脉畸形的金标准，能反映脑血管血流动力学特点。

脑动静血管畸形一般归属于中医的头痛、中风、痫证范畴，血管性头痛属中医内伤头痛的范畴，瘀、风、痰是血管性头痛的发病机制。其特点是：首次发作大多在青春期，以女性为多，病程较长，间歇性反复发作，每次发作相似。可伴恶心呕吐，畏光或视觉先兆。常因失眠、情绪、劳累等因素而诱发。治疗原则以平抑肝风，祛痰开窍，活血通络为主。

❀ 平肝活血通络汤

天麻 20g　钩藤 10g　菊花 15g　当归 20g　川芎 30g　桃仁 10g

红花 10g　蜈蚣（研末兑服）1 条　全蝎（研末兑服）3g

【用法】水煎服，每天 2 次，每日 1 剂。

【功效】平肝潜阳，化瘀通络止痛。

【适应证】**脑动脉静脉畸形（肝阳上亢、瘀血阻络型）**。症见：头痛反复发作胀痛或刺痛为甚，发作时头痛剧烈，伴恶心呕吐，神倦面萎，两目畏光，耳鸣，腰酸，失眠多梦，舌淡，苔薄白，舌边有暗紫色瘀点，脉弦细。

【临证加减】以两侧头痛为主加柴胡、蔓荆子各15g；前额痛为主加白芷10g；以头顶痛为主加藁本15g；以后头痛为主加羌活15g。

【疗效】治疗30例，显效25例，无效5例，总有效率83.3%。

【来源】徐大熠．平肝活血通络汤治疗血管性头痛30例．四川中医，2002，20（11）：31

散偏汤加味

川芎30g 白芍15g 白芷10g 白芥子10g 柴胡10g 制香附10g 郁李仁6g 蔓荆子15g 丹参10g 生甘草3

【用法】水煎服，每天2次，每日1剂。

【功效】行气活血，平肝潜阳。

【适应证】**脑动静脉畸形（气滞血瘀、肝阳上亢型）。**

【疗效】治疗32例，临床痊愈18例，显效8例，有效4例，无效2例，总有效率93.7%。

【来源】韩萍．散偏汤加味治疗血管性头痛32例．南京中医药大学学报，1997，13（2）：120

芎葛汤

川芎9g 葛根15g 白芍药10g 当归10g 柴胡10g 郁金10g 白芥子10g 藁本8g 川牛膝10g 甘草6g

【用法】水煎服，每天2次，每日1剂。

【功效】祛风活血，解郁化痰。

【适应证】**脑动静脉畸形（痰瘀阻窍型）。**见头痛反复发作，部位多在一侧或颞侧，疼痛多呈阵发性或间歇性跳痛、胀痛、刺痛或昏痛，头痛严重时伴有恶心、呕吐，发作间歇期则完全正常或仅有头部沉重感，舌质淡红或淡暗或有瘀点、瘀斑，或见舌下脉络迂曲，苔白腻，脉弦滑或弦。

【疗效】治疗 71 例，临床治愈 58 例，有效 9 例，无效 4 例，总有效率94.4%。

【来源】刘力，闫咏梅. 芎葛汤治疗血管性头痛 71 例疗效观察. 上海中医药杂志，2006，40（12）：24－25

青空煎

川芎 15～30g 白芷 10g 僵蚕 10g 菊花 10g 延胡索 10g 赤芍 10g 蔓荆子 10g 蝉蜕 10g 生甘草 6g

【用法】水煎服，每天 2 次，每日 1 剂。

【功效】祛风活血，清热豁痰，通络止痛。

【适应证】**脑动静脉畸形（痰瘀阻络型）。**

【临证加减】眩晕者加石决明、珍珠母；痰多者加胆南星、半夏；血瘀者加桃仁、红花、全蝎；口苦、烦躁者加龙胆草、黄芩；口干、耳鸣者加玄参、芦根。

【疗效】治疗 55 例，痊愈：（偏头痛及兼证均消失，随访 1 年以上未见复发者）36 例；显效：（偏头痛偶有轻度发作，一经服药疼痛即消失者）15 例；无效：4 例。总有效率为 92.8%。

【来源】田杰，杨月英. "青空煎"治疗偏头痛. 中医药研究，1996，1：31

第二节　海绵状血管瘤

脑海绵状血管瘤简称 CM，是脑血管畸形的类型，一般 DSA 较难发现，故又称隐匿性血管畸形。它并非真正的肿瘤，而是一种缺乏动脉成分的血管畸形。它被认为是一种少见的血管畸形，可发生于脑的任何部位，但幕上多于幕下，最常见于幕上皮质的深部白质。

本病的诊断要点：海绵状血管瘤患者多无症状，或表现为癫痫、头痛、神经功能缺陷或出血。癫痫是最多见的症状，MRI 及病理均提示大多数海绵状血管瘤存在出血，局灶性神经功能障碍，多是因为病灶内出血压迫引起占位效应。MRI 对于海绵状血管瘤是最敏感和最具有特异性的影像学方法。MRI 的特征表现为，T2 像病灶中心混杂密度，似"爆米花"、"桑葚"、"蜂窝状"。

脑海绵状血管瘤一般归属于中医的痫证、头痛、中风等范畴。痫证是一种发作性神志异常的脑部慢性疾病。其特征为卒然仆倒，昏不知人，两目上视，口吐涎沫，四肢抽搐，角弓反张，或口中如作猪羊声，移时苏醒，醒后如常人。轻者转瞬即逝，发作次数较少，重者每次发作持续时间较长且发作频繁。严重者持续发作，病情危殆，甚则延及生命。癫痫发病，或阴精阳气失调，或营卫气血逆乱，或脏腑病邪入脑，元神失用。以上诸因，交替作用，损伤脑神，轻则神机郁转，重则神气脱越，昏仆不醒。癫痫病久，元神受损，神机失用，精髓气血亏耗，易虚易实，虚多实少。临床治痫常有镇惊安神法、辛开启闭法、熄风化痰法、通腑泄实法、活血祛瘀法、益气祛痰法等法。头为"诸阳之会"，"清阳之府"，其位居上，易为风邪所袭，此乃"巅顶之上，唯风可到"之故。若外为风邪所袭，内为七情、饮食、劳倦所伤，闭阻清阳，阻滞脉络，则气血运行不畅，脑脉痹阻，不通则为头痛。下面介绍一些验方，供读者参考。

❀ 定痫汤加减

胆南星9g　制半夏12g　白茯苓12g　橘皮9g　炙甘草9g　苦杏仁9g　明天麻9g　嫩钩藤18g　紫丹参30g　川芎15g　僵蚕9g　地龙9g　全蝎3~6g　石菖蒲9g　广郁金9g　远志18g　杭白芍药30g　水蛭9g　桃仁泥9g　制大黄12g

【用法】水煎服，每天 2 次，每日 1 剂。

【功效】祛痰顺气，熄风开窍，活血通络

【适应证】**海绵状血管瘤（痰阻脑窍，瘀血阻络型）。**

【疗效】治疗 36 例，基本痊愈 8 例，显效 12 例，有效 13 例，无效 3 例，总有效率 91.67%。

【来源】洪娜. 自拟定痫汤治疗癫痫 36 例. 中国中药现代远程教育，2010，5，8（9）：24

愈痫汤加减

天麻 10g　半夏 10g　石菖蒲 15g　远志 10g　天竺黄 10g　钩藤 15g（后下）　胆南星 6g　全蝎 10g　蜈蚣 2 条　僵蚕 10g

【用法】水煎服，每天 2 次，每日 1 剂。小儿酌减。

【功效】平肝熄风，开窍定痫。

【适应证】**海绵状血管瘤（肝阳上亢，痰邪闭窍型）。**

【临证加减】血虚血瘀者合桃红四物汤；脾胃虚弱者合四君子汤；痰湿阻滞者合苓桂术甘汤。

【疗效】治疗 63 例，痊愈 39 例，显效 15 例，有效 5 例，无效 2 例，中途中断治疗 2 例，总有效率为 93.64%。

【来源】章泽华. 自拟愈痫汤治疗痫证 63 例疗效观察. 中国临床研究，2012，（19）：84

木乙汤

柴胡 15g　僵蚕 10g　川芎 25g　当归 20g　钩藤 25g　白芷 10g　赤芍 15g　白芍 15g　全蝎 5g　石菖蒲 20g　法半夏 15g　郁金 15g　黄芩 20g　炙甘草 10g

【用法】水煎服，每天 2 次，每日 1 剂。

【功效】祛风通络，活血化瘀，平肝熄火。

【适应证】**海绵状血管瘤（头痛——肝火上炎、痰瘀阻络型）**。

【临证加减】巅顶疼痛者加吴茱萸 10g，黄连 20g，前额疼痛者加藁本 10g，眼眶胀痛者加蔓荆子 15g，头晕者加天麻 20g，恶心、呕吐者加砂仁 10g，旋覆花 20g，耳鸣显著者加桑寄生 20g，夏枯草 20g

【疗效】治疗 58 例，治愈 31 例，好转 20 例，无效 7 例，总有效率为 88%。

【来源】范黎伟. 自拟木乙汤治疗偏头痛 58 例疗效观察. 现代中西医结合杂志，2004，13（14）：185

活血舒肝茶调散

川芎 20g　白芷 10g　羌活 10g　当归 10g　吴茱萸 10g　半夏 10g　柴胡 10g　蔓荆子 10g　全蝎 3g　蜈蚣 3 条

【用法】水煎服，每天 2 次，每日 1 剂。

【功效】活血清热，化痰通络。

【适应证】**海绵状血管瘤（肝阳上亢、痰瘀阻络型）**。

【疗效】治疗 60 例，控制 8 例，显效 21 例，有效 25 例，无效 6 例，总有效率 90%。

【来源】林威，崔芮，范圣凯. 活血舒肝茶调散治疗偏头痛 98 例临床观察. 北京中医，2003，22（6）：27－28

第三节　静脉血管畸形

脑静脉畸形又称脑静脉血管瘤、脑静脉瘤。由于它外形异常，但仍为相应的组织提供功能性的静脉引流，所以又称为发育性静脉异常。静脉畸形可分为浅表型和深部型。浅表型指深部髓静脉区域通过浅表髓静脉引流入皮质静脉；深部型指皮质下区域引流入深部静脉系统。

本病诊断要点：大多数病人临床上很少有症状或出血表现，经常为偶然发现脑内病灶，但后颅窝的脑静脉畸形常引起临床表现。脑静脉畸形发生的出血主要为脑内和脑室内出血。主要临床表现有：①癫痫是最常见的临床表现，主要为癫痫大发作。②局限性神经功能障碍：表现为单侧肢体轻瘫，可伴有感觉障碍。③慢性头痛。④颅内出血：一般认为脑静脉畸形出血率在15%~20%，幕下病灶比幕上病灶更易于出血。病人突然剧烈头痛，昏迷或偏瘫。根据临床表现及典型的静脉性血管畸形在血管造影的表现、CT 扫描、MRI 扫描的表现，一般可做出诊断。

颅内静脉畸形一般归属于中医的痫证范畴，先天因素、外伤、七情失调、饮食不节，或患它病的影响，造成脏腑功能失调，痰浊阻滞，气机逆乱，风阳内动所致，尤其注重痰邪作祟的机制。在治法方面，发作期强调豁痰顺气，平时则视脏腑阴阳之偏倚、病证之兼夹而调理。

🪷 六味地黄汤合磁朱丸方化裁

生地 13g 福泽泻 10g 粉丹皮 10g 山萸肉 10g 枸杞子 10g 淮山药 15g 云茯神 13g 朱丹砂 3g（冲服） 灵磁石 30g（先煎） 珍珠母 25g（先煎） 酸枣仁 13g 炙远志 10g 天竺黄 10g

【用法】水煎服，每天 2 次，每日 1 剂。

【功效】滋补肝肾，化痰开窍，重镇定痫。

【适应证】**脑静脉血管畸形（肝肾不足，痰热蒙心型）**。症见：痫证频作，发则卒然昏仆人事不知，两目上视，口吐涎沫，口中哮哞作声，四肢抽搐，遗尿；移时复醒，醒后头晕、头痛，心悸，腰膝酸软，遗精，食少纳呆。形体消瘦，面色无华，二目呆滞无神，舌质红，苔黄稍腻，脉沉细、两尺尤甚。

【来源】魏以伦，魏嘉毅．痫证治肾案．江苏中医杂志，1985，12：9

🪷 健脑镇痫散

天麻6g 钩藤20g 天竺黄10g 石菖蒲15g 地龙6g 丹参15g 赤芍9g 何首乌15g 胆南星9g 细辛1g

【用法】水煎服，每天2次，每日1剂。

【功效】清热祛痰，平肝熄风，镇静定痫。

【适应证】**脑静脉血管畸形（肝肾阴虚、痰浊蒙窍型）。**

【疗效】治疗54例，显效35例，有效15例，无效4例，总有效率92.8%。

【来源】郭玉环，周继武．健脑镇痫散治疗小儿癫痫54例．河南中医．1993，13（2）：71－72

🪷 柴建汤

柴胡8g 黄芩6g 白芍10g 人参10g 半夏8g 茯苓10g 桂枝6g 炙甘6g 生龙骨、牡蛎10g 天竺黄8g 钩藤20g 节蒲黄10g

【用法】水煎服，每天2次，每日1剂。

【功效】疏肝和脾，豁痰开窍。

【适应证】**颅内静脉畸形（肝郁脾虚，痰热扰神）。**

【疗效】治疗31例，显效17例，有效9例，效差4例，无效1例，总有效率83.9%。

【来源】刘元茶，祝承凯，王紊文．柴建汤治疗小儿痫证的临床观察．中医药学报，1996，04（2）：65

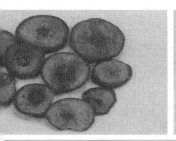
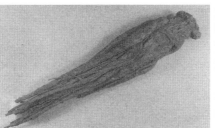
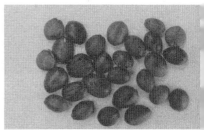

第八章

脑动脉炎

　　脑动脉炎是一种由于感染、药物或变态反应等因素而导致的脑动脉管腔狭窄、闭塞、供血区脑组织缺血、梗死而引起的，主要以肢体瘫痪、失语、精神失常等症状为主要临床表现的脑血管疾病。

　　临床表现：①肢体瘫痪：依据神经系统病变可分为中枢性偏瘫、单瘫、三瘫、双上肢或双下肢瘫、双侧瘫，伴偏侧肢体麻木、偏盲、颅内压增高症状，有时也可以表现为癫痫发作、多动症状。②失语：在脑动脉炎病变中各种失语症均可出现，但依据临床表现以运动性失语占据较多，有时可伴假性延髓麻痹、颅神经麻痹症状。③精神症状：以反应迟钝，表情淡漠，行为呆板，傻笑，智力减退，定向力、计算能力和记忆力障碍，严重者甚至出现幻觉、妄想，可以伴有不同程度上的意识障碍。

　　引起脑动脉炎的原因很多，诸如感染、药物或变态反应等，其病变性质、临床类型各不相同。

脑动脉炎的病因不同,临床表现不一、影像学表现呈多样性和多变性,临床上容易误诊和漏诊。一般脑动脉炎临床表现为头晕或眩晕、头痛、一侧肢体无力、一侧肢体麻木、四肢无力、中枢性面瘫、运动性失语、偏瘫、四肢瘫、高级神经活动障碍、意识障碍、四肢抽搐等,根据临床表现,当属于中医"头痛"、"中风"等范畴。头痛分为外感和内伤,外感者,其病机为邪壅经脉、气血不畅、经脉拘急。病位虽在脑,但与肝、脾、肾关系最为密切。内伤者,其正气内虚、阴阳失调、脑脉失养等。"脑为髓之海",有赖五脏之精血,六腑之清气濡养,故内伤头痛与肝、脾、肾三脏关系最为密切。外感头痛多属实证,治疗当以散风祛邪为主,但当根据挟寒、挟湿、挟热邪的不同而选用不同的治疗原则。挟寒者宜散寒;挟湿者宜化湿;挟热者宜清热。内伤头痛据其虚实,治疗或扶正为主,或祛邪为先,但又当区分气、血、阴、阳及五脏的不足或有余,选用不同治则。肝阳偏亢者宜熄风潜阳;肝火盛者宜清泻肝火;气虚者宜益气升清;血虚者宜滋阴补血;肾虚者宜益肾填精;痰浊者宜化痰降浊;瘀血者宜活血通络。中风是由于脏腑功能失调,正气虚弱,在情志过极、劳倦内伤、饮食不节、用力过度、气候骤变的诱发下,致瘀血阻滞,痰热内生,心火亢盛,肝阳暴亢,风火相煽,气血逆乱,上冲犯脑而形成本病。其病位在脑,与心、肝、脾、肾密切相关。其病机归纳起来不外风(肝风)、火(肝火、心火)、痰(风痰、湿痰、痰热)、气(气逆)、虚(阴虚、气虚、血虚)、瘀(血瘀)六端。此六端常相互影响,相互作用,合而为病。其病性为本虚标实,上盛下虚,在本为肝肾阴虚,气血衰弱;在标为风火相煽,痰湿壅盛,气逆血瘀。而阴阳失调,气血逆乱,上犯于脑为其基本病机。中风为本虚标实、上盛下虚之证,急性期虽有本虚,但标实更为突出,应以急则治其标为原则,分别投以平肝熄风、清热涤痰、化痰通腑、活血通络、醒神开窍等法；脱证则应治本为先，急需益气回阳、扶正固脱；至于内闭外脱，又当醒神开窍、扶正固本兼用。恢复期及后遗症期，多为虚实夹杂，邪实未清，而正虚已现，治宜扶正祛邪，常用育阴熄风，益气活血等法。

第一节　感染性脑动脉炎

感染性脑动脉炎可由各种感染而引起，有的是继发于颅内感染，或者单独发生。

（1）细菌性脑动脉炎：各种化脓性细菌、结核杆菌、真菌均可引起非特异性脑动脉炎，常是细菌性脑膜炎的并发症。细菌性脑动脉炎不仅可以导致血管闭塞，亦可因动脉壁薄弱，而引起多发或单发动脉瘤样扩张，发生脑梗死或脑出血。

（2）梅毒性脑动脉炎：主要是血管内膜炎及血管周围炎，可以累及各种口径的动脉，但以大脑中动脉分布区为主。

（3）钩端螺旋体脑动脉炎：钩端螺旋体病，常有中枢神经系统损害。

（4）病毒性脑动脉炎：不仅病毒性脑炎、脑膜炎可伴发脑动脉炎，全身病毒感染，偶尔可引起脑动脉炎。

❀ 羚羊角汤合犀角地黄汤加减

羚羊角粉 1.5g（冲服）　犀角粉（水牛角代）2g（冲服）　生地 12g　丹皮 9g　白芍 9g　胆南星 9g　麝香 0.3g（冲服）　大黄 9g（后下）

【用法】水煎服，每天2次，每日1剂。

【功效】凉肝熄风开窍。

【适应证】**脑动脉炎（肝风闭窍）**。症见：突然昏倒，不省人事，半身瘫痪，频发抽搐，呼吸气粗，身热口臭，躁动不安，舌质绛红，脉弦滑。

【临证加减】口臭明显，吐出黄稠痰涎，加竹茹15g，生大黄10g（后下）；身热不降，纳食不振，加二花12g，菊花10g，桑白皮15g。

【来源】李扬涛，周钦崇，孙铭藏，等."钩端螺旋体脑动脉炎"辨证分型治疗的探讨.辽宁中医杂志，1983（5）：36－37

🪷 三黄化瘀汤

　　黄芩10g　黄连10g　黄柏10g　槟榔15g　赤芍15g　川芎15g
当归10g　桃仁10g　三七10g　地龙10g　枳壳10g　云苓10g

【用法】水煎服，每天2次，每日1剂。

【功效】清利湿热，补气养血，化瘀通络。

【适应证】**脑动脉炎（湿热痹阻，气滞血瘀）**。症见：剧烈头痛，伴有神志不清，肢体抽搐，上肢上抬无力，肢体麻木酸痛，甚则抽痉或瘫痪，失语，癫痫反复发作，苔黄厚，质紫，脉濡数。

【临证加减】头痛明显者，加用麝香3g，生葱白15g，白酒10g；神疲，四肢乏力，加黄芪30g，太子参20g；半身不遂，加用补阳还五汤。

【疗效】痊愈29例（82.8%），显效3例（8.57%），有效2例（5.71%），无效1例（2.86%）。

【来源】郭光美，蒋惠荷，李英欣，等.三黄化瘀汤治疗钩端螺旋体脑动脉炎70例.中国人兽共患病杂志，1996，12（4）：63－64

🪷 四妙勇安汤加味

　　玄参6～20g　当归5～15g　银花6～20g　甘草5g　黄芪15～30g

蝉衣 4～6g 地龙 6～15g 赤芍药 5～15g 制水蛭 6～16g 葛根 5～15g 广郁金 5～10g

【用法】水煎服，每天 2 次，每日 1 剂。

【功效】泻火解毒，益气活血，祛风醒脑，化痰通络。

【适应证】**脑动脉炎（风痰化火，瘀阻脑络）**。症见：发热头痛、两下肢肌肉痛，或微寒低热及全身肌肉酸痛者。舌绛红，苔黄腻，脉滑数。

【临证加减】发热加连翘，头痛加川芎；呕吐去葛根加藿香、半夏；抽搐加服安宫牛黄丸；言语障碍去葛根加石菖蒲、远志；双侧瘫加炮山甲。

【疗效】46 例中基本痊愈 30 例（65.22%），显效 9 例（19.57%），有效 5 例（10.86%），无效 2 例（4.35%）。

【来源】汪寿松．四妙勇安汤加味合血塞通治疗小儿钩端螺旋体脑动脉炎疗效分析．浙江中西医结合杂志，2001，11（2）：76

加味乌龙方

天竺黄 9g 胆南星 9g 制白附子 6g 当归 10g 川芎 10g 白僵蚕 9g 水蛭 6g

【用法】水煎服，每天 2 次，每日 1 剂。

【功效】涤痰，活瘀，除风。

【适应证】**脑动脉炎（痰遏瘀阻）**。症见：半身瘫痪，或双偏瘫，或有失语，头昏，流涎，或有癫痫样抽搐，脉滑或滑稍数，舌质红，苔滑润。

【临证加减】见瘀血阻滞经脉，舌有瘀点，脉细涩者，加桃仁 15g，红花 12g；口干口渴，痰涎涌出，口有异味，加竹茹 15，北沙参 12，桑白皮 12；头痛，头晕，呈紧裹型，加天麻 15g（后下），钩藤 10g，菊花 12g。头痛呕吐加泽泻汤（泽泻 9g，白术 6g）

【来源】李扬涛，周钦崇，孙铭藏，等．"钩端螺旋体脑动脉炎"辨证分型治疗的探讨．辽宁中医杂志，1983（5）：36－37

乌龙方

当归 10g　川芎 10g　水蛭 6g　白僵蚕 9g　蜈蚣 2 条

【用法】水煎服，每天 2 次，每日 1 剂。

【功效】活血，通络，除瘀。

【适应证】**脑动脉炎（气滞血瘀）**。症见：半身不遂，疲乏无力，或有失语，脉弦细，舌质暗红，苔薄白。

【临证加减】面色无华，少动懒言加黄芪 15g；发热恶寒加连翘 9g，葛根 6g。发热，行动迟缓，不思饮食，口干不欲饮，加太子参 20g　红花 15g。

【来源】李扬涛，周钦崇，孙铭藏，等．"钩端螺旋体脑动脉炎"辨证分型治疗的探讨．辽宁中医杂志，1983（5）：36－37

乌龙方加味

生地 12g　黄肉 9g　黄芪 15g　当归 10g　川芎 10g　白僵蚕 9g　蜈蚣 3 条　水蛭 6g　天竺黄 6g

【用法】水煎服，每天 2 次，每日 1 剂。

【功效】培补肝肾，活血通络。

【适应证】**脑动脉炎（肝肾精亏）**。症见：半身瘫痪，或有语言不利，或痴呆，傻哭强笑，或阵发小抽风，肢软无力，面色萎黄，脉沉细或细数，舌质暗红，苔少薄白。

【疗效】痊愈 8 例，肌力均为 5 度。显效 14 例，肌力上升 2 度。有效 4 例，肌力上升 1 度。无效 3 例，肌力无改善。死亡 1 例。

【来源】李扬涛，周钦崇，孙铭藏，等．"钩端螺旋体脑动脉炎"辨证分型治疗的探讨．辽宁中医杂志，1983（5）：36－37．

第二节　大动脉炎

大动脉炎（主动脉弓综合征，TA），属于慢性进行性、以主动脉弓及其分支为主的动脉炎，又称无脉病。本病是一种累及主动脉及其主要分支的慢性进行性动脉非特异性炎症，以引起不同部位血管的狭窄或闭塞为主，主要临床表现为全身炎性反应以及受累脏器缺血症状。根据临床表现分为头臂动脉型（主动脉弓综合征型）、胸腹动脉型、广泛型、肺动脉型共4型。各种文献报道认为本病与遗传因素、自身免疫机制、内分泌失常等改变有关。目前研究认为。人类的白细胞抗原基因的相关性与本病有着密切的联系。临床全身表现为全身不适、易疲劳、发热、食欲减退、恶心、出汗、体质量下降、肌痛关节炎和结节红斑等症状。本病多见于青年女性，与雌激素变化引起自身免疫变化有关，局部缺血症状除有臂动脉缺血，表现为无脉、血压低下，常有反复发作性或持续性脑缺血，眼缺血，表现为单眼失明，偏瘫、失语等。

❀ 黄芪桂枝五物汤加味

　　黄芪 50g　桂枝 10g　白芍 20g　当归 20g　丹参 30g　鸡血藤 30g　牛膝 30g　金银花 30g　桃仁 10g　红花 10g　地龙 15g　秦艽 15g　大枣 5 枚　生姜 10g

【用法】水煎服，每天 2 次，每日 1 剂。

【功效】益气养血，通痹复脉。

【适应证】**大动脉炎（气血运行失常，瘀血阻滞脉络）**。症见：全身肌肤酸胀麻木，右侧肢体尤重，酸胀麻痹。伴头晕、头痛、胸闷、气短、逐渐消瘦。面色苍白，精神困怠，健忘头痛，眼花耳聋，舌质淡，双侧脉搏全无。

两侧颈动脉、腋动脉、足背动脉搏动均消失。

【来源】岳汝华. 中医药治疗大动脉炎的体会. 亚太传统医药, 2007, 5：35

涤痰汤加味

姜半夏 党参 姜黄 郁金各 12g 橘红 天麻 竹茹 枳实 石菖蒲各 10g 牡蛎 威灵仙各 15g 丝瓜络 30g 茯苓 20g 甘草 6g

【用法】水煎服, 每天 2 次, 每日 1 剂。

【功效】涤痰化浊。

【适应证】**大动脉炎 (痰浊内停)**。症见：头晕恶心, 视物模糊, 身困懒言, 肢体麻木酸痛, 手足发凉, 大便时溏, 或胸脘痞闷, 舌淡、苔白腻, 脉濡细或无。

【临证加减】咳嗽加桔梗 9g。

【来源】孟毅. 大动脉炎的中医治疗五法. 新中医, 2009, 41 (5)：105 – 106

补阳还五汤加味

黄芪 60g 丹参 20g 当归 威灵仙 赤芍各 15g 川芎 地龙各 12g 桃仁 红花各 10g 鸡血藤 30g

【用法】水煎服, 每天 2 次, 每日 1 剂。

【功效】补气, 活血, 通脉。

【适应证】**大动脉炎 (气虚血瘀型)**。症见：头痛, 头晕, 肢体疼痛发凉, 纳差, 面色不华, 疲劳乏力, 自汗, 心悸气短, 劳累后加重, 舌瘀暗, 脉沉涩或无。

【临证加减】食欲不振加炒白术、党参各 15g, 失眠加炒酸枣仁 30g。

【来源】孟毅. 大动脉炎的中医治疗五法. 新中医, 2009, 41 (5)：105 – 106

血府逐瘀汤加味

香附、生地黄各 15g 当归、桃仁、红花、赤芍各 12g 柴胡、枳

壳　川芎各 10g　桔梗　甘草各 6g　川牛膝 15g　血竭 3g（冲服）

【用法】水煎服，每天 2 次，每日 1 剂。

【功效】理气，活血，通脉。

【适应证】**大动脉炎（气滞血瘀）**。症见：眩晕，或心悸气短，胸闷，或肢端冷痛，或刺痛苍白、青紫，舌质暗，脉弦涩，症状随情志喜怒而变化。

【来源】孟毅. 大动脉炎的中医治疗五法. 新中医，2009，41（5）：105－106

当归四逆汤加味

当归　桂枝　白芍　鹿角胶各 12g　淫羊藿　巴戟天　威灵仙各 15g　制附子　通草各 10g　熟地黄 20g　细辛 6g　甘草 3g

【用法】水煎服，每天 2 次，每日 1 剂。

【功效】温阳通经。

【适应证】**大运脉炎（血虚寒痰证）**。症见：肢体发凉，怕冷畏寒，关节肌肉酸痛，或无脉，或皮肤紫暗，色素沉着，或胸部刺疼，饮食必热，大便溏薄，小便清长，苔薄白，脉沉紧。

【临证加减】大便塘者加炒白术、炒山药各 15g；关节酸痛甚者加制川乌 10g。本型患者素体阳虚，可常服用金匮肾气丸少火生气，以助血行。

【来源】孟毅. 大动脉炎的中医治疗五法. 新中医，2009，41（5）：105－106

清脉饮

银花藤　蒲公英　薏苡仁　丹参各 30g　野菊花　玄参　苍术、路路通各 10g　生地　当归各 15g　甘草 5g

【用法】水煎服，每天 2 次，每日 1 剂。

【功效】清热化湿，活血通络。

【适应证】**大动脉炎（风寒湿邪，郁久化热，脉道痹阻）**。症见：低热，关节游走性疼痛，头晕乏力，肢体发麻，舌质红、苔薄黄，脉沉伏。听诊颈与腹部，出现粗糙的血管杂音。上肢单侧或双侧血压降低。

【来源】杨林．孙祥老中医治疗多发性大动脉炎的经验．江苏中医，1989，12：3 - 4

通脉饮

桃仁　红花　赤芍　当归　苏木　莪术　炮山甲各10g　丹参、黄芪　地龙　生地各30g　川芎　土鳖虫各5g

【用法】水煎服，每天2次，每日1剂。

【功效】活血化瘀，通脉剔络。

【适应证】**大动脉炎（瘀血内停，脉道不畅）**。症见：肢体麻木刺痛，四末发凉，头晕且痛，胸闷烦热，心悸失眠，舌质暗红有紫斑，脉无。体部大动脉处可闻及较响的血管杂音。上肢一侧或两侧血压测不出。

【来源】杨林．孙祥老中医治疗多发性大动脉炎的经验．江苏中医，1989，12：3 - 4

温脉饮

熟地　鹿角胶　肉桂　干姜　骨碎补　当归　白芥子各10g　黄芪　地龙　丹参各30g　水蛭2g　甘草6g

【用法】水煎服，每天2次，每日1剂。

【功效】健脾补肾，温阳散寒，通脉和络。

【适应证】**大动脉炎（脾肾阳虚，寒凝脉络，痹阻不通）**。症见：面色苍白，精神委顿，畏寒喜暖，胸闷心悸，四末麻木冷痛，腰背酸痛，食少便溏，舌质淡胖，脉无。

【来源】杨林．孙祥老中医治疗多发性大动脉炎的经验．江苏中医，1989，12：3 - 4

活血通脉汤

川芎　桂枝各10～15g　川牛膝　当归各20～30g　水蛭15～20g

【用法】水煎服，每天2次，每日1剂。

【功效】清热解毒，利湿，养阴，通络。

【适应证】**大动脉炎（脉络热毒或阴虚内热，或湿热阻络）**。症见：头晕目眩，视力减退，上肢麻木、发凉、酸沉，无脉，血压测不出。或头昏、心悸、气短、下肢发凉、怕冷、间歇性跛行，动脉搏动减弱或消失。或血压升高，或发生心绞痛等病证。舌质红，苔黄腻，脉滑数。

【临证加减】属热毒阻络加金银花、蒲公英各20g；属阴虚内热加生地、玄参、石斛各20g；属气滞血瘀加红花、赤芍各20g，桃仁15g；属气血两虚加黄芪30g，党参20g，鸡血藤30g；属肝肾阴虚加枸杞子20g，菊花15g，女贞子20g，钩藤15g。

【疗效】临床治愈10例，显效21例，有效13例，无效4例，总有效率91.6%。

【来源】许文才. 自拟活血通脉汤治疗大动脉炎48例临床疗效观察. 中医药学刊，2006，24（10）：1954

肾气丸合二陈汤

熟地　桂枝　川芎各20g　山萸肉　半夏　陈皮　甘草各15g　人参　制附子　贝母各12g　杜仲24g　黄芪　当归　茯苓各30g　柴胡10g

【用法】水煎服，每天2次，每日1剂。

【功效】补肾温阳，健脾化痰。

【适应证】**大动脉炎（肾虚夹痰）**。症见：形寒肢冷，精神不振，腰膝冷痛，肢体麻木，时感肢肿，舌质淡苔白，脉沉细无力等。

【来源】刘辉，高怀林. 运用化痰法治疗大动脉炎的临床体会. 陕西中医，2001，22（3）：186

四君子汤合二陈汤

党参15g　白术10g　茯苓10g　半夏10g　陈皮10g　黄芪30g

桂枝 10g 甘草 6g

【用法】水煎服,每天 2 次,每日 1 剂。

【功效】温阳补气,行气化痰。

【适应证】**大动脉炎(气虚兼痰)**。症见:头晕目眩,少气懒言,疲倦乏力,心慌心悸,四肢畏寒,舌淡苔白腻、脉沉细等。

【来源】刘辉,高怀林.运用化痰法治疗大动脉炎的临床体会.陕西中医,2001,22(3):186

桃红四物汤合二陈汤

红花 10g 桃红 6g 川芎 10g 地龙 10g 山甲 10g 当归 10g 半夏 10g 陈皮 10g 茯苓 10g 柴胡 10g 牛膝 15g 延胡索 10g

【用法】水煎服,每天 2 次,每日 1 剂。

【功效】活血化瘀,化痰通络。

【适应证】**大动脉炎(血痰交阻)**。症见:肢体疼痛,形寒肢冷,肢端紫红,舌暗而苔腻,脉沉细而涩或无。

【来源】刘辉,高怀林.运用化痰法治疗大动脉炎的临床体会.陕西中医,2001,22(3):186

补中益气汤合二陈汤

当归 10g 党参 10g 白术 10g 苍术 10g 陈皮 10g 半夏 10g 黄芪 20g 柴胡 10g 桔梗 10g 竹茹 15g 白附子 6g

【用法】水煎服,每天 2 次,每日 1 剂。

【功效】温运中阳,健脾化痰。

【适应证】**大动脉炎(中阳不振)**。症见:头晕目眩,恶心呕吐,泛恶纳差,脘腹痞闷,咳痰量多而稀,大便时溏,肢体麻木,畏寒肢冷,心慌心悸,舌质淡、体胖、苔白,脉沉迟等。

【来源】刘辉，高怀林．运用化痰法治疗大动脉炎的临床体会．陕西中医，2001，22（3）：186

脉痹汤 I

桔梗 10g 桂枝 6g 赤芍 12g 当归 12g 菊花 15g 桑叶 12g 姜黄 15g 金银花 30g 苏木 6g 丹皮 12g 桃仁 12g 红花 15g 甘草 10g 昆布 15g 川芎 10g 太子参 15g

【用法】水煎服，每天 2 次，每日 1 剂。

【功效】活血化瘀，益气通络。

【适应证】**大动脉炎（瘀血阻络），脉痹（上肢无脉症）**。症见：面色萎黄，舌质红，边有瘀斑，苔淡黄。脉扪不出（排除斜飞脉、反关脉）。右侧颈动搏动可，颈部及锁骨上区可闻收缩期杂音向腋下传导，肱动脉、桡动脉搏动未触及。

【来源】杨河苏，杨修身．中医药治疗大动脉炎体会．河北中医，1988，10（8）：10

脉痹汤 II

桔梗 12g 当归 15g 桂枝 9g 赤芍 12g 红花 15g 桃仁 10g 丹参 20g 苏木 18g 羌活 9g 忍冬藤 30g 甲珠 6g 党参 12g 甘草 6g

【用法】水煎服，每天 2 次，每日 1 剂。

【功效】益气活血，通络。

【适应证】**大动脉炎（气虚瘀血阻络），脉痹（上肢无脉症）**。症见：患者面容消瘦，舌质淡红，苔白腻，脉扪不出（排除斜飞脉、反关脉）上肢桡动脉、肱动脉搏动未触及，左上肢血压未测及。

【来源】杨河苏，杨修身．中医药治疗大动脉炎体会．河北中医，1988，10（8）：10

🌸 柴葛解肌汤合黄芪桂枝汤

　　柴胡 10g　葛根 10g　黄芩 10g　羌活 10g　白芷 10g　赤白芍药各 10g　生黄芪 15g　桂枝 8g　苍术 10g　生薏苡仁 10g　防风 10g　青风藤 12g　海风藤 12g　蝉蜕 10g　川芎 10g　鸡血藤 10g　炙甘草 6g

【用法】水煎服，每天 2 次，每日 1 剂。

【功效】散寒祛湿，益气活血通脉。

【适应证】**大动脉炎（风寒湿邪，闭阻经脉）**。症见：恶寒发热，周身乏力，关节酸痛或有肌肉疼痛，肌肤出现红斑，四肢发凉，脉细弱或沉细而缓，甚或无脉，舌尖淡，苔薄白。

【临证加减】头晕眼花加野菊花 12g，连翘 12g；口干口渴、少津加石斛 10g，生石膏（先下）20g；四肢疼痛明显加络石藤 12g，虎杖 12g；脉沉细似有似无或无脉加丹参 15g，太子参 15g。

【来源】何庆勇，吴荣，王师菡，等 . 多发性大动脉炎的辨证论治体会 . 中华中医药杂志（原中国医药学报），2008，23（9）：784 - 786

🌸 宣痹汤合下瘀血汤

　　大黄（后入）9g　桃仁 10g　土鳖虫 9g　羌活 12g　独活 12g　防风 12g　姜黄 12g　当归 12g　黄芪 15g　赤白芍药各 15g　连翘 12g　金银花 12g　炙甘草 6g

【用法】水煎服，每天 2 次，每日 1 剂。

【功效】清热化湿，活血通脉。

【适应证】**湿热痹阻，血瘀脉闭**。症见：身热，正邪相争，寒热起伏，身重困倦，四肢酸楚，关节红肿、疼痛，无脉或微数，舌质红，微腻苔。

【临证加减】热重加生石膏（先下）30g，淡竹叶 12g；头痛头晕加白蒺藜 12g，川芎 12g，蔓荆子 12g；关节痛重加海风藤 15g，青风藤 15g，丹皮 12g，延胡索 12g。

【来源】何庆勇，吴荣，王师菡，等．多发性大动脉炎的辨证论治体会．中华中医药杂志（原中国医药学报），2008，23（9）：784－786

🪷 犀角地黄汤合三黄石膏汤

犀角 6g（水牛角 10g 代）　　生地黄 12g　　生石膏（先下）30g

黄芩 12g　　赤芍药 12g　　丹皮 10g　　川黄连 10g　　黄柏 10g　　金银花 10g

连翘 12g　　白茅根 12g　　丹参 15g　　芦根 12g　　生甘草 6g

【用法】水煎服，每天 2 次，每日 1 剂。

【功效】清热凉血，解毒通脉。

【适应证】**大动脉炎（瘀毒交盛，内犯营血）**。症多见于急性活动期，高热不退，持续数周，全身肌肉疼痛，皮疹红斑，肢体酸楚无力，关节红肿热痛，头痛，心烦失眠，焦躁，口干喜冷饮，大便干，小便黄，甚至神昏谵语，舌尖红绛，苔黄腻，脉微细数或无脉。

【临证加减】邪热不退，心慌气短者去芦根加西洋参 12g，麦冬 12g，北沙参 15g；或加紫雪散，羚羊角 15g；昏厥抽动加安宫牛黄丸；头痛明显者加白蒺藜 12g，川芎 12g，蔓荆子 12g；小便赤涩者加猪苓 12g，泽泻 12g；全身疼痛加全蝎 10g，虎杖 12g；斑疹加玄参 12g，麦冬 12g，茜草 10g；神昏谵语加安宫牛黄丸、天竺黄 12g，生地黄 12g，石菖蒲 12g。

【来源】何庆勇，吴荣，王师菡，等．多发性大动脉炎的辨证论治体会．中华中医药杂志（原中国医药学报），2008，23（9）：784－786

🪷 蠲痹汤合通窍活血汤

羌活 12g　　姜黄 10g　　防风 12g　　当归 12g　　黄芪 15g　　赤白芍药各 12g　　茯苓 12g　　法半夏 12g　　桔梗 10g　　川芎 10g　　桃仁 12g　　红花 12g

降香（加酒浸后适量水煎）12g　　生晒参 15g　　乌梢蛇 10g　　地龙 12g

炙甘草 6g

【用法】水煎服，每天 2 次，每日 1 剂。

【功效】益气涤痰，开窍通络。

【适应证】**大动脉炎（气滞痰浊，闭阻心窍）**。症见：精神抑郁，或精神失常，甚则昏厥神昏，痰浊闭阻清阳，则头晕目眩，头痛眼花，视力减退，视物不清如雾中看花，或有上肢酸胀，麻木，胸闷，善太息，面色无华，舌体胖大，舌质淡，脉沉细弱，或无脉。

【临证加减】精神抑郁者加柴胡 12g，香附 12g，郁金 12g；口干舌燥者加黄芩 12g，川黄连 8g，玉竹 12g；失眠者加炒栀子 12g，首乌藤 12g；胁痛者加青陈皮各 10g；眩晕者加珍珠母（先下）30g，天麻 12g，野菊花 12g；急躁易怒者加天麻 12g，钩藤 10g，草决明 12g；胃胀痛者加淡竹茹 12g，枇杷叶 10g，法半夏 10g，茯苓 12g。

【来源】何庆勇，吴荣，王师菡，等．多发性大动脉炎的辨证论治体会．中华中医药杂志（原中国医药学报），2008，23（9）：784－786

🪷 黄芪桂枝五物汤合血府逐瘀汤

炙黄芪 30g　桂枝 10g　赤白芍药各 15g　川芎 10g　桃仁 12g　红花 12g　制附子（先下）8g　当归 12g　生地黄 15g　川牛膝 12g　桔梗 10g　柴胡 10g　枳壳 12g　炙甘草 6g

【用法】水煎服，每天 2 次，每日 1 剂。

【功效】温阳散寒，化瘀通脉。

【适应证】**大动脉炎（阳虚阴盛，寒凝中脘）**。症见：腹胀腹痛，四肢血少，无以润养肌肤，下肢无血则酸软无力，肢厥畏寒，或麻木疼痛；或间接跛行，腰酸膝软；或有头晕头痛失明，舌质淡，寸口脉或跗阳脉微欲绝，或无脉。

【临证加减】面色不华，气虚乏力加人参 10g，太子参 10g；余热未清加生地黄 12g，玄参 15g；关节疼痛加威灵仙 12g，羌活 12g，青风藤 12g，海风藤 12g。

【来源】何庆勇，吴荣，王师菡，等．多发性大动脉炎的辨证论治体会．中华中医药杂志（原中国医药学报），2008，23（9）：784－786

阳和汤合附子汤合膈下逐瘀汤

鹿角片（先煎）3g　熟地黄15g　制附子（先下）10g　桂枝10g　生晒参10g　制黄芪15g　赤白芍药各12g　川芎10g　当归12g　丹皮12g　桃仁12g　红花10g　乌药12g　延胡索12g　枳壳12g

【用法】水煎服，每天2次，每日1剂。

【功效】温阳通脉，健脾补肾。

【适应证】**大动脉炎（脾肾阳虚，脉失血养）**。症见：面色㿠白，头目晕眩，两目畏光，耳鸣，腰酸膝软，心烦易怒，周身乏力，四肢厥冷，倦怠嗜睡，神疲，腹胀便溏，尿少浮肿，下肢沉重，举步维艰，月经延后，或闭经，舌质淡，舌体胖，有齿痕，薄白苔，脉微沉细欲绝，或无脉，足跌阳脉绝。

【临证加减】腰酸痛重者加炒杜仲12g，川牛膝12g，补骨脂12g；肢冷浮肿、尿少者加茯苓12g，猪苓12g，泽泻10g，车前子（包）12g；唇青舌紫者加汉三七1g，蒲黄10g，五灵脂10g；纳呆加鸡内金10g；肢冷疼痛者加穿山甲粉8g，土鳖虫10g；便溏者加肉豆蔻12g，苍术10g。

【来源】何庆勇，吴荣，王师菡，等．多发性大动脉炎的辨证论治体会．中华中医药杂志（原中国医药学报），2008，23（9）：784－786

左归丸

熟地黄15g　山药12g　山茱萸12g　枸杞子12g　川牛膝12g　菟丝子12g　鹿角胶（烊化）12g　龟板胶（烊化）12g　青风藤12g　制首乌12g　丹参15g　当归12g　川芎10g　石菖蒲12g　远志12g　茯苓12g

【用法】水煎服，每天2次，每日1剂。

【功效】滋营补肾，益精血，通血脉。

【适应证】**大动脉炎（肝肾阴虚，血亏不生脉）**。症多见腰酸膝软，肢体麻木无力，口干咽燥，五心烦热，两颧发赤，失眠健忘，耳鸣耳聋，头晕目眩，视物不清，午后潮热，面色无华，面容憔悴，自汗或盗汗，妇人月经量少，色暗，或闭经。舌质红，少苔，脉细数而微，或无脉，趺阳脉摸不到。

【临证加减】若阴虚阳亢，头晕目眩，加天麻12g，钩藤12g，石决明（先下）20g；急躁易怒加夏枯草12g，白芍药12g，香附12g；视物不清加野菊花12g，茺蔚子12g；筋脉拘急、抽搐加天麻12g，僵蚕12g，全蝎10g；心烦失眠加茯神12g，夜交藤12g，炒柏子仁12g；盗汗加五味子10g，覆盆子12g，生龙骨、生牡蛎各30g。

【来源】何庆勇，吴荣，王师菡，等.多发性大动脉炎的辨证论治体会.中华中医药杂志（原中国医药学报），2008，23（9）：784－786

🪷 补阳还五汤合复元活血汤

炙黄芪30g　党参15g　当归12g　赤白芍药各15g　地龙12g　川芎10g　红花12g　桃仁12g　柴胡10g　天花粉12g　穿山甲10g　酒大黄（后入）6g　炙甘草6g

【用法】水煎服，每天2次，每日1剂。

【功效】活血化瘀，疏经通络。

【适应证】**大动脉炎（气滞血瘀，络脉瘀阻）**。症见：肌肤色暗，四肢肿胀或有瘀斑，面色黧黑，面部肿胀，下肢肿胀，胸闷多痰，四肢倦怠，关节疼痛，屈伸不利，或有肢麻，舌体胖大，有齿痕，苔白厚腻，脉弦细而涩，或脉弦细而微，或无脉。

【临证加减】短气乏力者去穿山甲，加人参5g，炒白术12g，麦冬12g；胸闷，心前区疼痛加瓜蒌12g，薤白15g，丹参15g；四肢畏寒去大黄，加制附子8g，细辛3g；腹胀尿少加大腹皮12g，车前子（包）12g；关节疼痛者加络石藤12g，青风藤12g，海风藤12g；上肢肩重加威灵仙12g，片姜黄10g；

四肢颤动加僵蚕 12g，蜈蚣 3 条，蝉蜕 12g。

【来源】何庆勇，吴荣，王师菡，等. 多发性大动脉炎的辨证论治体会. 中华中医药杂志（原中国医药学报），2008，23（9）：784－786

十全双大汤合龟鹿二仙

制黄芪 30g　肉桂 8g　人参（另煎）10g　炒白术 12g　茯苓 12g　川芎 10g　当归 12g　杭白芍药 15g　熟地黄 15g　枸杞子 12g　鹿角胶（烊化）12g　龟板胶（烊化）12g　阿胶（烊化）12g　菟丝子 12g　制首乌 12g

【用法】水煎服，每天 2 次，每日 1 剂。

【功效】回本扶元，双补气血。

【适应证】**大动脉炎（元气虚弱，气血双亏）**。症见：面色㿠白，神疲乏力，精神萎靡，肢体麻木，四肢厥冷，心悸气短，呼吸困难，胸闷，头晕目眩，动则尤甚。失眠多梦，舌质淡，少苔。脉微欲绝，或无脉。

【临证加减】若失眠心烦去熟地黄，加远志 12g，炒柏子仁 12g，酸枣仁 12g；腹胀便溏者去熟地黄、白芍药，加大腹皮 12g，肉豆蔻 10g；周身酸痛去熟地黄，加地龙 12g，络石藤 12g，虎杖 10g；食少纳呆加鸡内金 12g，焦三仙各 12g。

【来源】何庆勇，吴荣，王师菡，等. 多发性大动脉炎的辨证论治体会. 中华中医药杂志（原中国医药学报），2008，23（9）：784－786

黄芪桂枝五物汤加减

生黄芪 15g　桂枝 6g　炒苍术 12g　赤、白芍各 10g　薏苡仁 15g　茯苓 15g　羌活 10g　防风 10g　当归 10g　川芎 6g　鸡血藤 15g　生姜 12g　大枣 5 枚

【用法】水煎服，每天 2 次，每日 1 剂。

【功效】益气温阳，散寒祛湿，活血通痹。

【适应证】**大动脉炎（风寒湿痹阻）**。症见：发热，周身倦怠乏力，下肢沉重，关节酸痛，胃脘痞满，患肢动脉减弱或无脉，舌质淡，舌苔白，脉沉细或细弱。多见于大动脉炎初期。

【来源】江西中医药大学附属医院神经内科经验方

养阴活血汤

生地30g　玄参30g　赤芍30g　鸡血藤20g　当归15g　青蒿15g
白薇15g　丹皮15g　牛膝15g　川芎15g　黄芩10g　甘草6g

【用法】水煎服，每天2次，每日1剂。

【功效】养阴清热，活血通络。

【适应证】**大动脉炎急性活动期**。症见：低热或午后潮热，心悸，头晕，四肢酸软乏力，肢体关节疼痛，口干，舌质红，舌苔薄白，脉细数。

【临证加减】伴有心烦、口苦、面红、眩晕、头痛，血压高者，证属阴虚阳亢，方用天麻钩藤饮合杞菊地黄丸加减，如天麻10g，钩藤10g，黄芩10g，桑寄生15g，枸杞子15g，熟地30g，丹皮15g，茯苓15g，丹参30g，甘草6g。

【来源】江西中医药大学附属医院神经内科经验方

甘露消毒丹加减

茵陈15g　黄芩10g　连翘10g　滑石15g　薏苡仁15g　苏梗10g
藿香10g　菖蒲10g　郁金10g　丹参15g　路路通10g　木通6g

【用法】水煎服，每天2次，每日1剂。

【功效】清热利湿，活血通络。

【适应证】**大动脉炎活动期（湿热瘀阻型）**。症见：周身困重倦怠，低热不退，肢体麻木，关节游走性疼痛，胃脘痞满，纳差，便溏，舌质红，舌苔黄腻，脉濡细。

【临证加减】如头沉重身痛者，去木通，加蔓荆子。胃脘胀满者，去滑石、木通、连翘，加苍术、炒枳实、佛手。

【来源】江西中医药大学附属医院神经内科经验方

活血化瘀方加减

忍冬藤 60g　玄参 20g　当归 10g　丹参 30g　薏苡仁 30g　川芎 15g　赤芍 15g　海风藤 15g　桃仁 12g　红花 12g　桂枝 9g　甘草 12g

【用法】水煎服，每天 2 次，每日 1 剂。

【功效】活血，化瘀，通络。

【适应证】**大动脉炎稳定期（气滞血瘀型）**。症见：精神倦怠，面色晦暗，肢体疼痛或麻木，女子经行不畅或闭经，患肢皮色苍白，发凉，动脉搏动减弱，舌质暗，舌苔薄白。

【临证加减】下肢无脉者加牛膝、土鳖虫；胸闷气短者加厚朴、土茯苓。

【来源】江西中医药大学附属医院神经内科经验方

补肾活血汤

熟地 30g　桑寄生 30g　当归 15g　鸡血藤 15g　牛膝 15g　补骨脂 15g　川芎 10g　红花 10g　白术 10g　茯苓 15g　淫羊藿 15g　狗脊 15g　陈皮 10g　甘草 6g

【用法】水煎服，每天 2 次，每日 1 剂。

【功效】温肾健脾，散寒活血。

【适应证】**大动脉炎稳定期（脾肾阳虚型）**。症见：全身怕冷，腰膝酸软，食少便溏，肢体发凉，倦怠乏力，舌质暗淡有瘀斑，脉沉细。

【来源】江西中医药大学附属医院神经内科经验方

顾步汤加减

黄芪 15g　党参 30g　石斛 30g　鸡血藤 30g　当归 5g　赤芍 15g

牛膝 10g　白术 10g　地龙 10g　甘草 6g

【用法】水煎服，每天 2 次，每日 1 剂。

【功效】益气养血，活血通脉。

【适应证】**大动脉炎后期严重缺血期（气血两虚型）。**身体虚弱，倦怠无力，面色萎黄，头晕，心悸气短，视物模糊，舌质淡，舌苔薄白，脉沉细或无脉。

【来源】顾伯华，黄森森，刘斑斑. 中医药辨证治疗多发性大动脉炎的经验. 上海中医，1997，11：23 - 27

第三节　系统性红斑狼疮

系统性红斑狼疮（SLE）是一种弥漫性、全身性自身免疫病，主要累及皮肤黏膜、骨骼肌肉、肾脏及中枢神经系统，同时还可以累及肺、心脏、血液等多个器官和系统，表现出多种临床症状，侵及皮肤黏膜，可见蝶形红斑、盘状皮损、光过敏、红斑或丘疹、口腔、外阴或鼻溃疡、脱发等；涉及关节肌肉则可见关节痛、关节肿、肌痛、肌无力、缺血性骨坏死等；病变涉及血液系统可见白细胞减少、贫血、血小板减少、淋巴结肿大、脾肿大等；病变侵及心血管系统可表现为心包炎、心肌炎、心内膜炎等；若病及血管病变，临床表现为雷诺现象，网状青斑，动、静脉栓塞及反复流产等；病变涉及胸膜及肺，表现为胸膜炎、肺间质纤维化、狼疮肺炎、肺动脉高压及成人呼吸窘迫综合征等；侵及肾脏，表现为蛋白尿血尿、管型尿、肾病综合征及肾功能不全等；消化系统见腹痛、腹泻、恶心、呕吐、腹膜炎及胰腺炎等。而病变涉及神经系统则以头痛、周围神经病变、癫痫、抽搐、精神异常为临床表现。考虑到系统性红斑狼疮是全身性结缔组织疾患，中枢神经系统损害大约占 25%，其中主要是通过脑血管病变造成的，脑部的小动脉、毛细血管、静脉可发生纤维样坏死，表现为头痛、周围神经病变、癫痫、抽搐、精神异常，本病与结节性多动脉炎相比，更倾向于损害较小的动脉，病变以脑皮层、软脑膜血管为主，最终导致多发性脑梗死，斑点状或大块出血。系统性红斑狼疮属于中医周痹的范围，其多系统损害为中医的五脏痹。在治疗中要主次分明，根据临床证候分型治疗。在主病一本一标的病机中常见的症型有痰瘀阻滞，热毒壅盛；肝肾阴虚，虚热内生；脾肾阳虚，气血不足；五脏俱亏，余邪留连等。而在病情变化，五脏损伤，形成五脏痹时，则可形成"肺痹""心痹""脾痹""肝痹""肾痹"等，应按不同的脏痹分而治之。

🪷 补阳还五汤加味

黄芪 60g　党参 45g　丹参 30g　当归尾　赤芍　川牛膝各 15g　桃仁　红花　地龙各 10g　川芎 6g　三七（研末分冲）4g

【用法】水煎服，每天 2 次，每日 1 剂。

【功效】补气活血，熄风通络。

【适应证】**脑动脉炎（气虚血滞，瘀阻络脉）**。症见：头晕、头痛、肢体感觉异常、偏瘫、失语，或有发热、抽搐，呕吐等。脑电图见波型偏离正常，脑血流图见左侧部分脑血管紧张度增高，临床诊断为脑动脉炎者。

【临证加减】儿童用量酌减。伴发热者加银花、草河车等；伴有抽搐者加全蝎、蜈蚣等；伴有呕吐者加半夏、竹茹等；窍闭者加菖蒲、郁金、至宝丹等。

【疗效】以本方治疗脑动脉炎 50 例，痊愈（症状全部消失，肌力恢复正常，随访半年以上无复发者）36 例，好转：（部分症状消失或减轻，或症状消失后半年内又复发者）14 例。疗程最短者 15 天，最长者 40 天。

【来源】严兆义. 中药治疗脑动脉炎 50 例临床观察. 安徽中医学院学报，1988，7（1）：2

🪷 加减解语丹

白附子 12g　石菖蒲 12g　远志 12g　天麻 10g　羌活 10g　胆南星

10g　木香 10g　全蝎 6g

【用法】水煎服，每天 2 次，每日 1 剂。

【功效】祛除痰瘀，活血通经。

【适应证】**脑动脉炎（痰瘀互结）**。症见：语言謇涩，舌体僵硬，或语言障碍虽有改善，但词不达意，语句含糊不清。舌质暗红，苔厚腻，脉弦涩。

【临证加减】血瘀加桃仁、红花各 10g；痰涎壅盛加半夏、陈皮、竹茹各 10g；阴虚阳亢加枸杞子 10g，生地黄 15g，生石决明 30g。

【疗效】12 例患者恢复语言功能，有效 16 例语言障碍得到明显改善，能够明确的表达自身的体会，语句无断句，2 例无效语言障碍虽有改善，但词不达意，语句含糊不清，总有效率为 93.3%。

【来源】顾绍瑜. 加减解语丹治疗中风不语 30 例临床观察. Clinical Joumal of Chinese Medicine，2012，4（22）：100 – 101

丁氏基本方

川桂枝 3g　制川草乌 9g　伸筋草 9g　淫羊藿 9g　玄参 9~12g

甘草 4.5g

【用法】水煎服，每天 2 次，每日 1 剂。

【功效】祛风除湿，温经散寒，调补阴阳。

【适应证】**脑动脉炎（风湿蕴结）**。症见：语言謇涩，舌体僵硬，或语言障碍虽有改善，面部、口腔黏膜见破溃，言语不清。舌质暗红，苔白厚腻，脉弦细。

【临证加减】属于局限性红斑狼疮病变者，以基本方加白术、牡丹皮各 9g；皮肤瘙痒者，加白鲜皮、地肤子各 9g；复感外邪而见形寒、身热、骨楚者，加荆芥、防风、黄芩、紫苏、贯众各 9g。

【来源】单书建，陈子华，胡德森. 从痹论治红斑狼疮. 单书健. 古今名医临证金鉴－痹症卷下. 北京：中国中医药出版社：2006，305 – 309

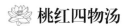 桃红四物汤

桃仁 15g　红花 10g　丹参 15g　当归尾　赤芍各 15g　地龙 10g

川芎 10g　姜黄 10g　白酒 10g　老葱 10g　蔓荆子 12g　黄连 10g

胆南星 12g　竹茹 15g　陈皮 10g　甘草 6g

【用法】水煎服，每天 2 次，每日 1 剂。

【功效】补气活血，熄风通络。

【适应证】**脑动脉炎（瘀阻络脉，痰蒙清窍）**。症见：头晕呈包裹性，无视物旋转、头痛、肢体感觉异常、偏瘫、失语。脑电图基本正常，临床诊断为脑动脉炎者。

【疗效】以本方治疗脑动脉炎 60 例，痊愈（症状全部消失，肌力恢复正常，随访半年以上无复发者）38 例，好转：（部分症状消失或减轻，或症状消失后半年内又复发者）13 例。疗程最短者 18 天，最长者 40 天。

【来源】刘玉强，杜泽森，汤龙华. 中医药治疗脑动脉炎 60 例临床观察. 河南中医学院学报，1993，5（1）：33－35

八珍汤加减

党参 15g　黄芪 20g　生白术 10g　云茯苓 15g　旱莲草 10g　当归 10g　白芍 10g　川芎 10g　熟地黄 10g　丹参 30g　女贞子 10g　炙甘草 6g

【用法】水煎服，每天 2 次，每日 1 剂。

【功效】益气补血，滋阴补肾。

【适应证】**脑动脉炎（气血俱虚）**。症见：头晕、头痛、神疲乏力、偏瘫、失语，或有低热、抽搐、畏光。

【疗效】以本方治疗脑动脉炎 22 例，SLE 患者治疗前后红细胞、血红蛋白差异显著。

【来源】郭冬萍，谢锐龙，梁其彬. 八珍汤加减治疗系统性红斑狼疮（稳定期）贫

血临床观察．中国中医急症，2008，1（17）：44－45

滋阴益肾汤

生地 20g　玄参 15g　白花蛇舌草 30g　半枝莲 30g　生石膏 30g

（先煎）　知母 15g　山药 15g　地骨皮 12g　甘草 6g

【用法】水煎服，每天 2 次，每日 1 剂。

【功效】滋阴益肾。

【适应证】**脑动脉炎（肾阴亏虚）**。症见：头晕，头痛，腰膝酸软，盗汗，神疲乏力，偏瘫，失语，或有低热，抽搐、畏光。

【临证加减】其中发热者加羚羊粉、大黄、大青叶等；关节疼痛者加防己、木瓜、透骨草、乌梢蛇；皮肤红斑者加紫草、青蒿、双花、山豆根；肝脏损害者加柴胡、枳壳、香附、郁金；肾脏损害者加山萸肉、白术、泽泻、龟板；肺脏损害者加百合、大贝、沙参、葶苈子；心脏损害者加党参、白术、云苓、桂枝。

【疗效】以本方治疗脑动脉炎 22 例，SLE 患者治疗前后红细胞、血红蛋白差异显著。

【来源】刘得玉，胡玉森，黄建兵．中药为主治疗红斑狼疮 31 例观察．天津中医学院学报，2006，3（9）：41－43

滋肾活血凉斑方

女贞子 30g　旱莲草 30g　知母 15g　蚕沙 15g　千里光 30g　白花蛇舌草 30g　银花藤 30g　丹参 30g　益母草 15g　僵蚕 15g

【用法】水煎服，每天 2 次，每日 1 剂。配合火把花根片，一次 2 片，一日 3 次。

【功效】滋阴益肾，活血化瘀，凉血化斑。

【适应证】**脑动脉炎（肾阴亏虚，血瘀毒结）**。症见：头晕，头痛、腰膝酸软，发热，畏光，面部红斑，口干口渴，盗汗，神疲乏力，偏瘫，失语，抽搐。

【来源】刘得玉，柯振中，何健健．滋肾活血凉斑方加火把根片对活动期系统性红斑狼疮患者生化指标的影响．中国临床康复，2006，2：90－93

扶正解毒方

黄芪 30g　益母草 30g　白花蛇舌草 30g　青蒿 30g　白术 15g　黄芩 15g　当归 15g　清半夏 12g　陈皮 6g　冰片 0.1g

【用法】水煎服，每天 2 次，每日 1 剂。

【功效】益气扶正解毒。

【适应证】**脑动脉炎（正亏邪盛）**。症见：头晕，头痛，低热，腰膝酸软，盗汗，神疲乏力，偏瘫，失语，畏光，舌暗红苔黄厚腻，脉细数。

【来源】刘伟，张磊，徐一生．扶正解毒方治疗系统性红斑狼疮 48 例临床观察．天津中医学院学报，2006，3（9）：41－43

解毒祛瘀滋阴汤

白花蛇舌草 30g　半枝莲 30g　生石膏 30g（先煎）　红花 12g　桃仁 15g　乳香 12g　没药 10g　生地黄 30g　山茱萸 15g　金银花 15g　黄精 15g　玉竹 12g

【用法】水煎服，每天 2 次，每日 1 剂。

【功效】清热解毒，活血化瘀，滋阴益肾。

【适应证】**脑动脉炎（毒盛瘀结，阴虚阳亢）**。症见：头晕，头痛，腰膝酸软，盗汗，发热，见光流泪，目不得睁，口干，饮水量多，神疲乏力，偏瘫，失语，抽搐，畏光。

【疗效】以本方治疗脑动脉炎 37 例，结果 SLE 患者治疗前后红细胞、血红蛋白、血沉、C 反应蛋白、白细胞差异显著。

【来源】张敏佳，朱银宇，张思娇. 解毒祛瘀滋阴汤治疗红斑狼疮 37 例观察. 现代皮肤病临床研究，2004，2（13）：38 - 4

第四节　结节性多动脉炎

　　结节性多动脉炎是以中小肌性动脉的节段性炎症与坏死为特征，是一种非肉芽肿性血管炎。主要表现为体重下降、发热、乏力、周围神经病变、肾损害、骨骼肌和皮肤损害、高血压、胃肠道损害、心力衰竭等。结节性多动脉炎，主要损害内脏肢体等中小动脉，引起坏死性动脉炎。结节性多动脉炎，多见于中年男性，以内脏动脉受害为主，如肾动脉，50% 的人有肾性高血压，如脑动脉受累，可产生单发或多发脑梗死，或蛛网膜下腔及脑实质出血。在历代中医文献资料中，未见到有关结节性多动脉炎的记载。由于本病临床证候复杂多变，可能归属中医的多种疾病范畴，如皮肤损害属"瓜藤缠"；消化系统损害属"腹痛"；高血压属"眩晕"；循环系统损害属"胸痹"、"脉痹"；呼吸系统损害属"喘证"、"咳嗽"；肌肉、关节损害属"痹证"等。

🪷 桂枝汤加减

　　桂枝 15g　干姜 15g　赤芍 10g　麻黄 10g　鹿角胶 10g　白芥子 6g　肉桂 6g　淫羊藿 12g　仙茅 15g　防风 10g　知母 10g　红花 15g　桃仁 12g　50 度白酒 50ml

【用法】水煎服，每天 2 次，每日 1 剂。

【功效】散寒温阳，活血化瘀。

【适应证】**寒邪入里，瘀毒阻结**。症见：血管周围有暗红色结节，恶寒，腰膝酸软，下肢为重，按之疼痛，呈凹陷性水肿，不欲饮食，行走不便，舌淡红，苔薄白，脉细。

【来源】孙宇蕾，汤金邦，罗宇表．桂枝汤加减治疗结节性多动脉炎 30 例临床观察．江西中医药，2011，10（15）：663－665

🪷 真武茯苓汤

秦艽 15g　菝葜 12g　紫草 15g　茯苓 12g　黄芪 30g　生地 15g　白花蛇舌草 20g　蜂房 12g　全蝎 6g　蜈蚣 6g　鳖甲 20g　升麻 12g　生甘草 6g　丹参 15g　白英 15g　鬼箭羽 12g

【用法】水煎服，每天 2 次，每日 1 剂。

【功效】益气补肾，祛湿温阳。

【适应证】**肾气不足证**。症见：畏寒怕冷，腰膝酸软，面部赤丝红缕，肢端麻木发凉，下肢肌肉胀痛，按之疼痛，呈凹陷性水肿，不欲饮食，行走不便，舌淡红苔薄白，脉细。

【来源】贺强，胡宇森，黄久浪．真武茯苓汤治疗结节性多动脉炎临床观察．江西中医药，2009，8（13）：133－135

🪷 扶正活血解毒汤

黄芪 30g　干姜 15g　太子参 20g　熟地 15g　鹿角胶 10g　卫矛 15g　淫羊藿 12g　仙茅 15g　红花 15g　桃仁 12g　白术 12g　白花蛇舌草 20g　金银花 15g　山楂 15g　50 度白酒 50ml

【用法】水煎服，每天 2 次，每日 1 剂。

【功效】益气扶正，活血化瘀，清热解毒。

【适应证】**正气亏虚，瘀毒阻结**。症见：全身疲乏无力，精神不振，肌肤酸胀麻木，瘀斑成团，头晕，头痛，胸闷，气短，诊见，面色苍白，精神困怠，体型消瘦，健忘头痛，纳食不振，舌质淡红，苔薄白，脉细涩。

【来源】江滨江，江杜宇，刘家帮．自拟扶正活血解毒汤治疗结节性多动脉炎 40 例

临床观察. 内蒙古中医药, 2005, 11 (13): 223 - 225

❀ 归芪地黄汤

全当归20g　黄芪30g　赤芍10g　熟地黄20g　山萸肉20g　茯苓15g　肉桂6g　青陈皮各12g　六月雪15g　防风10g　王不留行10g　红花12g　桃仁15g

【用法】水煎服, 每天2次, 每日1剂。

【功效】益气活血。

【适应证】**气虚血瘀**。症见: 面部赤丝红缕, 肢端麻木发凉, 精神疲惫, 全身乏力, 食欲不振, 脘腹胀满, 活动后气短, 多汗怕冷, 小便频数, 大便干。舌暗红, 有齿痕, 苔黄腻, 舌下脉络迂曲, 脉涩。

【来源】杜汔, 杜建强, 杜汶泽. 归芪地黄汤治疗结节性多动脉炎60例临床观察. 黑龙江中医药, 2001, 2 (11): 53 - 55.

第五节　颞动脉炎

颞动脉炎又称巨细胞性动脉炎, 属于亚急性或慢性动脉炎。主要侵犯颈外动脉分枝之颞浅动脉, 但是眼动脉、椎动脉、脑内动脉亦可受累。临床上多见于50岁以上的老年人。发病过程, 前驱期表现为全身不适, 低烧, 一般持续数天到数月, 然后颞部剧烈疼痛, 颞动脉区肿胀, 压痛, 动脉迂曲, 坚硬, 搏动消失, 有时于连续咀嚼后因颞部疼痛加重和肌肉缺血, 出现咀嚼无力, 所谓下颌间歇跛行。病程一般经过8周~30个月不等, 伴有血沉快, 球蛋白增高, 轻度低色素性贫血。诊断困难时可借助颞动脉活检。如眼动脉、脑动脉受累, 可产生单眼失明, 外眼肌麻痹, 偏瘫, 脑干症状。颞动脉炎临床表现复杂多样，与受累血管密切相关。最常见的临床症状包括：头痛、颞动脉异常、视力障碍。①头痛是最常见的初始症状，颞动脉炎的典型疼痛表现为一种稳定的较为强烈的疼痛，可为一侧或双侧，疼痛区域与炎性动脉分布区相一致，最常见于颞部，也可表现为累及枕部或其他部位的疼痛，头皮隆起动脉处可有触痛，伴有近端肌肉的僵硬及疼痛。②观察颞动脉管径通常增粗，动脉搏动常有减弱或消失。③视力障碍：是巨细胞动脉炎的首发症状之一，也是临床后果较严重的一种表现，表现为视物模糊、一过性黑矇、眼痛、偏盲、复视，甚至失明。④发热时体温38℃～40℃。

🪷 清震汤加味

土茯苓90g　升麻15g　荷叶12g　苍术9g　川芎9g　当归18g
天麻15g　浙贝母15g　羚羊粉1g（冲）　珍珠粉2g（冲）

【用法】先煮土茯苓，取其汁代水煎药口服，取其汁400ml，武火煮沸后，改小火再煮沸30分钟，取液约200ml，口服（温服），每天2次，每日1剂。

【功效】清热化湿，活血通脉。

【适应证】**颞动脉炎（湿热夹瘀，阻滞少阳经脉）**。症见：颞侧及太阳穴疼痛，呈搏动性、烧灼感，疼痛剧烈，口干，胸闷。舌淡红，苔黄腻，脉沉细。颞动脉搏动消失，触痛明显。

【来源】黄粤，丁元庆．颞动脉炎治疗经验．山东中医杂志，2006，25（1）：33

🪷 柴胡细辛汤

柴胡　川芎　当归尾　丹参　制半夏　泽兰　土鳖虫　黄连各9g
细辛3g　薄荷5g

【用法】水煎服，每天2次，每日1剂。

【功效】舒肝祛风，化痰通络。

【适应证】颞动脉炎（肝郁，痰凝气滞，风邪上攻，袭于少阳）。症见：头部针刺样剧烈跳痛，昼夜不休，类似头痛，反复发作，常因疲劳或受精神刺激诱发。局部皮肤有轻度热感。舌淡红边稍紫暗，苔白微腻，脉弦滑。

【临证加减】伴局部颞动脉僵硬，触痛明显者，加夏枯草15g；伴局部皮肤红肿明显者，加野菊花10g。

【疗效】痊愈68例，显效27例，好转7例。

【来源】方大年. 柴胡细辛汤治疗颞动脉炎102例疗效观察. 甘肃中医学院学报，1999，16（1）：22

🌸 小柴胡汤加减

柴胡15g　郁金12g　黄芩12g　细辛3g　辛夷10g　藁本15g　桂枝12g　苍术15g　厚朴12g　枳实12g　升麻12g

【用法】水煎服，每天2次，每日1剂。

【功效】舒肝祛风，化痰通络。

【适应证】颞动脉炎（肝郁气滞，湿热蕴结，风邪上扰，侵及少阳）。症见：右侧头部胀痛，昼夜不休，类似头痛，尤以午后较为明显，口干口苦，喜叹息，反复发作，常因疲劳或情绪影响而加重。局部皮肤有轻度灼热感。舌淡红边，苔黄微腻，脉弦滑。

【疗效】痊愈38例，显效25例，好转13例。

【来源】方大年，刘彪飞，何旭林. 小柴胡汤加减治疗颞动脉炎80例疗效观察. 江西中医学院学报，2001，13（1）：56-57

🌸 黄连温胆汤

黄连10g　龙胆草12g　枳实15g　竹茹15g　陈皮12g　半夏12g　茯苓15g　胆南星15g　青蒿15g　柴胡12g　郁金15g　细辛3g

【用法】水煎服，每天2次，每日1剂。

【功效】清热化痰通络。

【适应证】**颞动脉炎（热邪壅上，化火蒙上）**。症见：右侧头部胀痛，绵绵不休，类似头痛，反复发作，常因疲劳诱发。局部皮肤有轻度灼热感。舌淡红，苔黄厚腻，脉弦滑。

【来源】方大年．柴胡细辛汤治疗颞动脉炎 102 例疗效观察．甘肃中医学院学报，1999，16（1）：22